内镜泪道手术
彩色图谱

Color Atlas of Lacrimal Passage Endoscopic Surgery

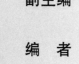

主　编　秦　伟

副主编　肖彩雯　张　将

编　者（以姓氏笔画为序）

王　浩　陆军军医大学第一附属医院

王志全　重庆爱尔眼科医院

王耀华　南昌大学附属眼科医院

刘　荣　华中科技大学同济医学院附属同济医院

肖彩雯　上海交通大学医学院附属第九人民医院

张　将　武汉爱尔眼科医院

赵同涛　陆军军医大学第一附属医院

秦　伟　重庆医科大学附属第三医院

涂云海　温州医科大学附属眼视光医院

谢杨杨　武汉爱尔眼科医院

人民卫生出版社

图书在版编目（CIP）数据

内镜泪道手术彩色图谱/秦伟主编. —北京：
人民卫生出版社,2018
　　ISBN 978-7-117-26410-5

　　Ⅰ.①内…　Ⅱ.①秦…　Ⅲ.①内窥镜-应用-
眼泪器疾病-眼外科手术-图谱　Ⅳ.①R777.2-64

　　中国版本图书馆 CIP 数据核字（2018）第 064850 号

人卫智网	www.ipmph.com	医学教育、学术、考试、健康，
		购书智慧智能综合服务平台
人卫官网	www.pmph.com	人卫官方资讯发布平台

内镜泪道手术彩色图谱

主　　编：秦　伟
出版发行：人民卫生出版社（中继线 010-59780011）
地　　址：北京市朝阳区潘家园南里 19 号
邮　　编：100021
E - mail：pmph @ pmph.com
购书热线：010-59787592　010-59787584　010-65264830
印　　刷：北京盛通印刷股份有限公司
经　　销：新华书店
开　　本：787×1092　1/16　印张：9
字　　数：225 千字
版　　次：2018 年 5 月第 1 版　2018 年 5 月第 1 版第 1 次印刷
标准书号：ISBN 978-7-117-26410-5/R·26411
定　　价：96.00 元
打击盗版举报电话：010-59787491　E-mail：WQ @ pmph.com
（凡属印装质量问题请与本社市场营销中心联系退换）

主编简介

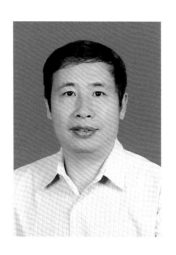

　　秦伟，主任医师、教授，医学博士，硕士研究生导师。澳大利亚阿德莱德大学皇家医院访问学者；第六届中国百名优秀青年志愿者；中华医学会奖获得者。师从著名的眼科专家阴正勤教授。曾获重庆市科技进步一等奖和军队医疗成果二等奖各1项。承担国家自然科学基金和重庆市自然科学基金课题多项，参与完成863课题1项。发表专业学术论文60余篇，其中在SCI收录的国外杂志发表论文7篇，主编、参编专著和教材10余部。擅长眼部整形美容、眼眶肿瘤、眼眶骨折、甲状腺相关眼病和泪道疾病的诊治。在眼部整形美容、眼眶疾病和泪道疾病的诊治方面有丰富的临床经验，并开展了大量开创性的工作，尤其是通过采用显微镜技术进行眼部整形美容手术，使手术更加精准，疗效好，创伤轻，恢复快。在国内率先将内镜技术应用于眼整形和眼眶手术，改进了10余种内镜泪道手术，在治疗复杂性泪道阻塞方面有较深的造诣。

　　学术任职：中华医学会眼科学分会眼整形、眼眶病学组委员；中国医师协会眼科医师分会眼整形眼眶病专委会委员；全军眼科学会眼整形眼眶病学组副组长；中国超声医学工程学会眼科专委会委员；海峡两岸医药卫生交流协会眼科专委会眼科内镜微创手术学组副组长；中西医结合眼科学会重庆市分会副主任委员；重庆市医学会眼科专业委员会眼整形、眼眶病学组组长；国家自然科学基金委员会一审专家。

内镜泪道手术彩色图谱

Color Atlas of Lacrimal Passage Endoscopic Surgery

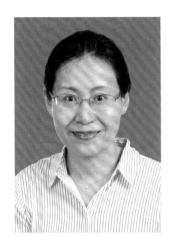

肖彩雯，医学博士，副主任医师、副教授，硕士研究生导师。美国斯坦福大学、加州大学 Shiley Eye Center 和加州大学洛杉矶分校 Jules Stein Eye Institute 访问学者。师从著名的眼整形专家范先群教授。主持科研课题 10 项：国家自然科学基金、上海市重点学科启动资金、上海交通大学医学院基金、上海市博士创新基金和河北省科技厅的计划项目各 1 项；上海市级课题和上海交通大学的医工交叉项目各 2 项。获得国家科技进步二等奖（2015 年）、上海市科技进步一等奖（2014 年）、教育部高等学校科学研究优秀成果科技进步奖一等奖（2014 年）、上海医学科技奖三等奖（2007 年）、上海市科技进步二等奖（2007 年）、教育部科学技术进步二等奖（2008 年）及河北省优秀医学科技奖一等奖（2006）。发表学术论文 23 篇，其中 SCI 收录 11 篇。主编专著 1 部，参编专著 4 部。擅长眼部微整形、泪器疾病的内镜微创手术。

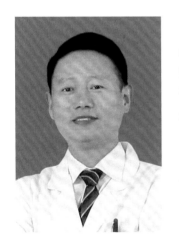

张将，副主任医师，泪道/眼鼻相关专科主任。原国家卫生和计划生育委员会医管司眼科内镜与微创专业技术全国考评委员会理事，海峡两岸医药卫生交流协会眼科专委会眼科内镜微创手术学组委员，爱尔集团泪道学组副组长，爱尔集团内镜及某品牌内镜培训基地指导教师。2007 年开始开展内镜泪囊鼻腔吻合术，是国内最早行内镜泪囊鼻腔吻合术的眼科医生之一，内镜泪道手术量超过万例。近年来，又开展了内镜泪总管开放术、内镜辅助人工泪管植入术等，治疗了大量难治性泪道疾病。在国内率先开展内镜辅助结膜鼻腔吻合术，为复杂泪道阻塞性疾病提供了新的治疗手段。采取梯级治疗模式治疗先天性鼻泪管阻塞，为先天性鼻泪管阻塞和婴幼儿泪囊炎患者提供了优化的选择。参编专著 2 部，获得国家专利（RS 泪道引流管）1 项。

内镜泪道手术彩色图谱

Color Atlas of Lacrimal Passage Endoscopic Surgery

　　泪道病是眼科常见病,溢泪症状严重影响病人的生活质量。近年来,我国眼整形外科进步迅速。作为眼整形一部分的泪道手术,尤其是内镜泪道手术快速发展,泪道内镜、鼻内镜和泪道影像检查新方法,催生出大量泪道病诊治新技术。内镜泪囊鼻腔吻合术的临床疗效已经得到广泛认可,缝线法、明胶海绵法、美乐胶法和膨胀海绵法等均进行了大量的临床实践。内镜辅助人工泪管植入、内镜辅助结膜鼻腔吻合、内镜辅助泪道探通、内镜泪囊造口术、泪道内镜激光治疗、泪道内镜微型环钻治疗等新技术,为泪道病病人带来福音。然而,这些技术亟待推广和普及。《内镜泪道手术彩色图谱》一书的编写,正当其时。

　　秦伟教授、肖彩雯教授和张将主任一起,组织国内一批年轻医生,以彩色图谱的直观表述方法,将主要的内镜泪道手术和泪道内镜诊断、治疗的新知识呈现给大家。编者团队具有丰富的临床经验,对手术适应证、术前评估和准备、术后处理、注意事项等,做了较为准确的描述。内容上力求与国际惯例接轨,简单、实用,方便读者学习。

　　由于科技发展日新月异,泪道病诊治的新技术必将不断涌现。泪道病诊治标准化的建设也将不断取得新的成绩,希望该书再版时能有更多新的内容。

尚光辉

2017 年 8 月

内镜泪道手术彩色图谱

Color Atlas of Lacrimal Passage Endoscopic Surgery

前 言

泪道病是眼科常见病、多发病,主要指泪道发生阻塞(包括上、下泪小管阻塞、泪总管阻塞、鼻泪管阻塞)以及急、慢性泪囊炎等。病人往往有溢泪、流脓等症状,严重影响病人的生活质量。

近年来,在上海交通大学第九人民医院范先群教授的带领下,在全国眼科医师的共同努力下,我国眼整形外科取得了空前发展。泪道手术作为眼整形的一部分,在国内、外学术交流中日趋活跃。泪道手术领域的知识迅速增长,泪道影像检查的新方法、以及内镜和泪道内镜的应用等许多新技术应运而生,亟待推广应用。

《内镜泪道手术彩色图谱》一书整合了众多优秀编者的工作。在编写过程中,我们力求在保持所有章节一致性的同时,尊重每位编者的特点。在内容上,立足简单、实用和成熟的新技术。泪道影像和泪道内镜检查,为手术适应证的把握,提供了新的、可靠的手段。内镜泪囊鼻腔吻合术(EEDCR)的临床疗效,已经和金标准的经内眦部皮肤入路的外路泪囊鼻腔吻合术(DCR)接近,本书介绍了几种疗效准确的 EEDCR 技术,缝线法、明胶海绵的应用、美乐胶的应用和膨胀海绵的应用均为实用的新技术。无法完成 DCR 的极小泪囊,采用内镜泪总管开放术,是新的临床实践;先天性泪囊突出,采用内镜泪囊造口术,简单、有效。内镜辅助结膜囊鼻腔吻合术的泪道旁路手术,对难以修复的复杂泪道阻塞病人增加了治疗机会。在泪道内镜的应用上,泪道内镜激光治疗和泪道内镜微型环钻治疗已经取得了不俗的成绩。在传统技术上,也有了一些新的认识。

这本彩色图谱阐明和提供了手术技术的基本信息,较为直观、可靠,呈现了清晰、精确的图片资料。在每一个章节里,我们都强调了手术适应证、术前评估和准备、术后处理、注意事项等,方便读者学习、掌握和应用。读者如能从中受益,我们将甚感欣慰。由于工作繁忙,书中难免有不妥或争议之处,敬请广大读者批评指正。

对于每位编者所付出的时间、耐心、合作和奉献,在此表示诚挚的感谢。

2017 年 8 月

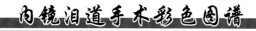

内镜泪道手术彩色图谱

Color Atlas of Lacrimal Passage Endoscopic Surgery

目　录

第一章 泪道解剖

第一节 泪道解剖

泪道是泪液的排出通道,可分为膜性泪道与骨性泪道。膜性泪道由泪点、泪小管、泪总管、泪囊和膜性鼻泪管组成(图1-1-1)。骨性泪道包括泪囊窝和骨性鼻泪管两部分。

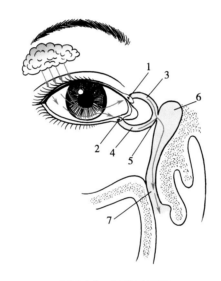

图 1-1-1　泪道示意图
①上泪点　②下泪点　③上泪小管　④下泪小管
⑤泪总管　⑥泪囊　⑦鼻泪管

一、膜性泪道

1. 泪点　睫部睑缘和泪部睑缘交界处的睑后缘有一圆形隆起,色泽较周围组织浅,称泪乳头。上、下泪乳头中央可见一圆形小孔,称泪点,为泪道的起始部位。泪点形态多样,但多为圆形或椭圆形,部分病人可出现双泪点(图1-1-2)。上泪点一般位于内眦颞侧6mm处,其方向为朝向下后;下泪点位较上泪点偏颞侧0.5mm处,其方向为朝向上后。泪点外观呈两个微突起的圆形或椭圆形孔,紧贴眼球表面,直径约0.2~0.3mm,最大可以扩张5倍。但是,在泪点扩张时应避免豁裂损伤。如果各种原因导致泪点开口狭窄、闭塞或位置异常,使泪液不能进入泪道则会出现泪溢现象。

2. 泪小管　泪小管为连接泪点和泪囊的膜性管腔,内衬以复层鳞状上皮,上起自泪点,下止于泪囊,上下睑各一,直径0.3~0.5mm,可扩张至正常的3~5倍。成人泪小管全长约10mm,上泪小管较下泪小管稍短。泪小管可分为垂直部和水平部两部分,垂直部与睑缘垂直,贯穿皮肤全厚,长约1.5~2mm。垂直部向内呈直角弯转,延续为水平部,长约8mm,两者

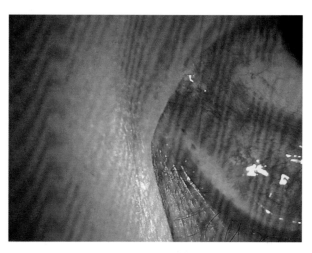

图 1-1-2　双泪点
下睑泪乳头可见 2 个圆形小孔

交界处的泪小管膨大为泪小管壶腹部。泪小管水平部起始段（约 4～5mm）位于结膜下，距睑缘约 1～2mm，上泪小管向内下走行，下泪小管向内上走行。距离下泪点 5mm 处穿过内眦韧带，行走于 Horner 肌间及内眦韧带间，该段泪小管管腔呈裂隙状并扭转（图 1-1-3）。因此，该位置亦是泪小管阻塞的常见位置。在内眦韧带后方，上、下泪小管汇合为泪总管，或单独从后上到前下呈锐角进入泪囊。

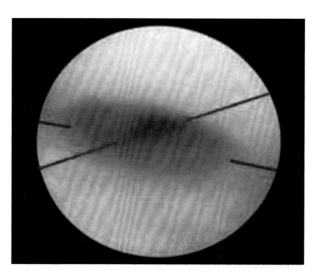

图 1-1-3　泪小管在内镜下的形态
泪道内镜下管腔注水观察，可见泪小管呈裂隙状并扭转。
蓝、红线分别示前、后管腔的赤道线

　　3. 泪总管　对于泪总管的解剖类型存在一定的争议。目前一般分为三种类型（图 1-1-4）。各家比例报告不一（表 1-1-1），但绝大多数研究结果仍以 A 型为主，因此绝大多数病人存在泪总管。

　　泪囊黏液囊肿、急性泪囊炎等临床表现均提示泪总管进入泪囊区存在"单向瓣膜"结构。自 1797 年 Rosenmuller 提出该瓣膜的假设，至今尚未发现解剖学意义上的瓣膜。

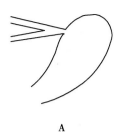
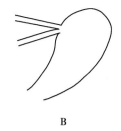
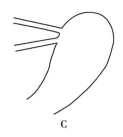

A   B   C

图 1-1-4 泪总管形态分类示意图
A. 上下泪小管汇合成泪总管后进入泪囊；B. 上下泪小管汇合在泪囊壁；C. 上下
泪小管分别进入泪囊

表 1-1-1 泪总管形态分类的文献报告

作　　者	总数	A 型(%)	B 型(%)	C 型(%)
Tucker NA，et al(1996)	12	83	—	17
Caldemeyer KS，et al(1998)	14	100	—	—
Kurihashi K，et al(1995)	6	100	—	—
Yazici B，et al(2000)	247	94.1	3.8	2
Orhan M，et al(2009)	20	85	5	10

但是,有多篇文献报道在泪总管进入泪囊区处存在黏膜皱褶。采用鼻内镜观察泪总管在泪囊内的开口,发现随着眼睑的开闭泪总管开口随之启闭。

我们进一步研究泪囊标本,发现在泪总管开口处存在黏膜皱褶样结构。当沿泪囊周围肌肉方向拉紧时,黏膜皱褶样结构关闭泪总管。当放松时,泪总管开口开放(图1-1-5)。

因此,该位置也是泪道阻塞的常见位置。我们推测泪总管开口黏膜皱褶在周围肌肉的作用下可能参与"单向瓣膜机制"。

4. 泪囊　泪囊位于眶内侧壁前下方,泪囊壁极薄,内邻骨性泪囊窝(由上颌骨额突和泪骨组成),在泪囊窝内与泪小管或泪总管相连,下方与鼻泪管相延续。泪囊的上 1/3 位于内眦韧带深部,下 2/3 位于内眦韧带后下方,顶端在内眦上方 3～5mm 处。正常泪囊腔为一裂隙状膜性囊,呈楔形或近椭圆形,上端为盲端,较宽,下端较窄,上下长约 12mm,宽 4～7mm,其容积为 1～3ml。从前方看,泪囊稍向颞侧倾斜,与鼻泪管成一钝角,从侧方看,泪囊与泪囊窝向后倾斜 15°～25°。

5. 膜性鼻泪管　是泪囊向下的延续,骨内部分包埋在骨性鼻泪管中,与骨膜紧密相结合,约 12mm；鼻内部分在鼻腔外侧壁黏膜深面,长约 5mm。下部开口于下鼻道外侧壁的前部。上端与泪囊衔接处管径偏小,与泪囊没有明显的分界,向下开口于下鼻道。鼻泪管内有许多膜性皱褶,又称瓣膜,最大者位于泪道下口处,呈半月形,称为 Hasner 瓣。此瓣膜还具有阻挡用力擤涕时空气和鼻腔分泌物进入鼻泪管的作用。

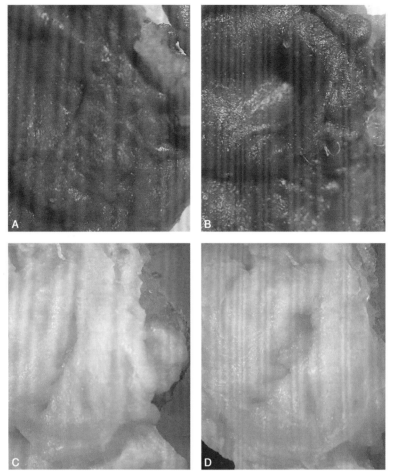

图 1-1-5　泪总管开口形态（组织标本）

泪总管进入泪囊处可见黏膜皱褶，其中图 A、C 为泪囊周围肌肉处于拉紧状态下，可见泪总管开口关闭，图 B、D 为泪囊周围肌肉处于放松状态下，泪总管开口开放

二、骨性泪道

骨性泪道由泪囊窝及其下方的骨性鼻泪管组成（图 1-1-6）。

泪囊窝位于眼眶内侧壁的前下方，是由前部的上颌骨额突与后部的泪骨形成的一个凹陷，它的前界即为上颌骨额突的泪前嵴，前下与眶缘相延续，后界为泪骨的泪后嵴，向上则与眼眶的内侧眶缘相续，向下向前以钩状突起止，此突与上颌骨的泪骨切迹构成骨性鼻泪管上口。泪囊窝前部由上颌骨形成的部分厚而坚硬，但由泪骨所形成的后半部分则薄而脆弱，儿童期可有许多小孔，老年人因骨质吸收而变薄，该处亦是泪囊鼻腔吻合手术的手术入路处。

自泪囊窝至下鼻道的骨性管道为骨性鼻泪管，外壁为上颌骨的泪沟，内壁薄弱，由泪骨降突及下鼻甲的上行泪骨突构成，其上口由上颌骨钩状突与上颌骨形成，下端开口处在下鼻道顶部前 1/3 和后 2/3 交界处，相当于下鼻甲前端后方 16mm，鼻底上方 17mm 处。骨性鼻泪管的走向是向下稍偏后、偏外，其在下鼻道的开口处有很大变异，可前可后。男性骨性鼻泪管粗短，女性细长，这可能是鼻泪管阻塞高发于女性的解剖因素。

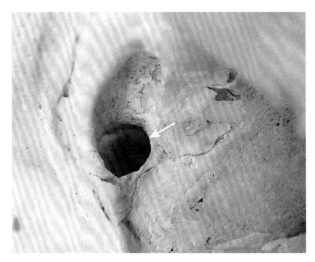

图 1-1-6 骨性鼻泪管（左侧泪囊窝，自前上方观）
泪囊窝呈半漏斗形的外观，其下方与骨性鼻泪管上口相连。
骨性鼻泪管上口接近圆形（箭头）

第二节 泪道与周围解剖结构的毗邻关系

一、泪小管

泪小管的周围有来自眼轮匝肌的纤维，具有括约肌作用。

二、泪囊

1. 泪囊周围组织 泪囊周围的眶骨膜于泪后嵴处分为两层，深层衬于泪囊窝骨壁上，浅层覆盖在泪囊窝前后泪嵴间，形成泪囊筋膜。泪囊筋膜与泪囊间可见少许蜂窝组织，其间尚有细微的静脉丛，该静脉丛与鼻泪管周围的静脉丛相连。泪囊上端直接和泪筋膜密切接触；前上方为内眦韧带，较易暴露，手术时常以后者作为寻找泪囊的主要标志；前下方相当于内眦韧带下缘以下的部位，该处仅被覆少许眼轮匝肌，呈螺旋状围绕，一般泪囊脓肿容易在此处穿破形成瘘管；后方为泪筋膜和 Horner 肌；外下方下斜肌起始于该处眶底，少数肌纤维起自泪筋膜上。

距内眦 8mm 的皮下有内眦动、静脉经过，垂直越过内眦韧带，动脉在鼻侧，静脉稍粗位于颞侧。泪囊部做皮肤切口时，一旦损伤内眦动脉常引起出血，影响手术操作，因此，泪囊部做皮肤切口时，不易过于偏向鼻侧。

2. 泪囊的鼻腔投影 泪囊大部分位于中鼻甲腋（即中鼻甲前端位于鼻腔外侧壁的附着处）之上。鼻腔外侧壁中鼻道前方的后部有一垂直走行的骨棱，它与上颌骨额突与泪骨构成的泪颌缝相对应。该骨棱可作为鼻腔黏膜切口的参考线。该骨棱前方常有一定弧度，是泪道在鼻腔的体表表现。在该弧度的前方会有黏膜的微小凹陷，部分病人非常明显，该凹陷相对于鼻泪管前缘的标记，也可作为黏膜瓣切口的前界参考（图 1-2-1）。

3. 泪囊与前组筛窦的关系 按吴建等的分类方法，将泪囊窝与前组筛窦的解剖学关系

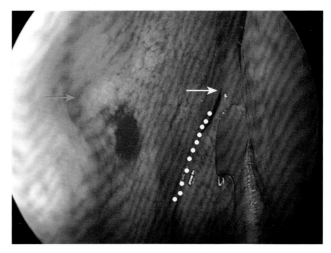

图 1-2-1 鼻内镜下鼻腔所见

图中蓝色箭头所示是鼻泪管前界的凹陷，可作为手术切口
的参考位置。白色箭头所示为中鼻甲腋，可作为手术切口
上界的参考。虚线所示为上颌骨骨棱的体表标志

分为Ⅰ型（前组筛房前界未达泪囊的泪后崤）、Ⅲ型（为前组筛房前界超过泪前崤）、Ⅱ型（位
于Ⅰ/Ⅲ之间），三型比例报道不一，后两种解剖关系将影响泪囊鼻腔吻合手术效果、增加手
术难度。钩突前端附着于泪颌缝上缘，后方为半月裂孔，该裂孔前部有额窦、前组筛窦开口，
后部有上颌窦开口。部分病人可出现钩突肥大，泪囊鼻腔吻合手术中可部分切除钩突。

三、鼻泪管

鼻泪管的 Hasner 瓣的开闭和眼睑的肌肉作用直接关联，闭眼时瓣膜关闭，睁眼时瓣膜
开放。

鼻泪管外侧为上颌窦，有薄骨壁相隔；内侧为中鼻道侧壁，如果局部发生肿瘤、息肉或鼻

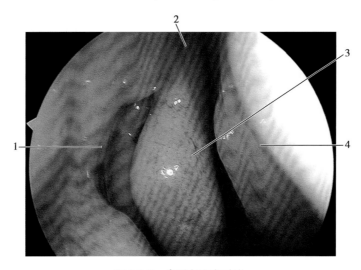

图 1-2-2 鼻腔解剖标志物
1. 上颌线 2. 鼻丘 3. 中鼻甲 4. 鼻中隔

内手术损伤时,临床上出现泪溢现象。鼻泪管的鼻内部及下方开口的四周有丰富的静脉丛,一旦上呼吸道感染,黏膜充血肿胀,鼻泪管鼻内部和开口处受压,致使泪液不能排出也可导致泪溢。

四、鼻腔解剖标志物

中鼻甲肥大、鼻中隔偏曲等,影响鼻内镜泪道手术的操作,术前解剖判断至关重要。鼻腔解剖标志物如图 1-2-2 所示。

(涂云海 秦 伟)

参 考 文 献

1. Tucker NA,Tucker SM,Linberg JV. The anatomy of the common canaliculus. Arch Ophthalmol,1996,114(10):1231-1234.

2. Caldemeyer KS,Stockberger SM Jr,Broderick LS. Topical contrast-enhanced CT and MR dacryocystography:imaging the lacrimal drainage apparatus of healthy volunteers. AJR Am J Roentgenol,1998,171(6):1501-1504.

3. Kurihashi K,Imada M,Yamashita A. Anatomical analysis of the human lacrimal drainage pathway under an operating microscope. Int Ophthalmol,1991,15(6):411-416.

4. Yazici B,Yazici Z. Frequency of the common canaliculus:a radiological study. Arch Ophthalmol,2000,118(10):1381-1385.

5. Orhan M,Govsa F,Saylam C. Anatomical details used in the surgical reconstruction of the lacrimal canaliculus:cadaveric study. Surg Radiol Anat,2009,31(10):745-753.

6. Zoumalan CI,Joseph JM,Lelli GJ Jr,et al. Evaluation of the canalicular entrance into the lacrimal sac:an anatomical study. Ophthal Plast Reconstr Surg,2011,27(4):298-303.

7. 韩德民. 鼻颅底 CT、MRI 及断层解剖对照图谱. 北京:人民卫生出版社,2008.

8. 刘祖国,刘建华. 眼科临床解剖学. 济南:山东科学技术出版社,2009.

9. Edward EIFZ. 颅颌面骨骼手术入路精要(第 2 版). 张益,张杰,孙勇刚,译,北京:人民卫生出版社,2008.

10. 吴建,陆书昌,萧璧君,等. 前筛窦解剖学观察. 中华耳鼻咽喉科杂志,1995,30(6):372.

第二章　内镜泪道术前评估

第一节　泪道冲洗

泪道冲洗是通过将液体注入泪道,判断泪道阻塞部位的操作技术,一般用于泪道阻塞性疾病的诊断。

一、操作步骤

1. 病人取坐位或卧位,面对操作者。

2. 结膜囊内滴入表面麻醉剂(如盐酸奥布卡因滴眼液)(图2-1-1)。

3. 建议尽量经上泪点将冲洗针头插入,也可以经下泪点插入。

4. 将泪道冲洗针头垂直插入下泪小管(图2-1-2),垂直部深约 1.5 ~ 2.0mm,然后转动90°,使针尖朝向鼻侧,即针头的长轴平行于睑缘(图2-1-3)。针尖沿泪小管缓慢前进,如无阻力可推进 5 ~ 6mm,进针时注意深度以免损伤黏膜,均匀用力向管内推注液体(生理盐水)。冲洗时如阻力较大,或有逆流从另一泪小管流出,表示泪道阻塞。泪道的不同部位阻塞,液体逆流的方向也不同。

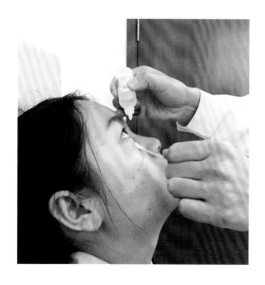

图 2-1-1　表面麻醉
病人取坐位或卧位,面对操作者,结膜囊内滴入表面麻醉剂

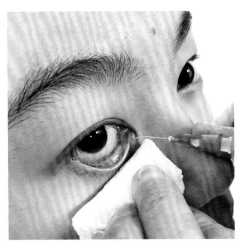

图 2-1-2　针头进入泪小管垂直部
冲洗针头垂直插入下泪小管,垂直部深约1.5~2.0mm

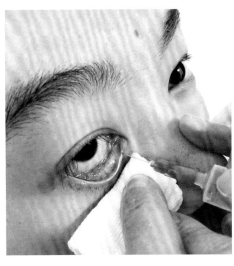

图 2-1-3　针头进入泪小管水平部
转动90°,使针尖朝向鼻侧,使针头的长轴平行于睑缘。针尖沿泪小管缓慢前进,如无阻力可推进5~6mm,向管内推注液体(生理盐水或灭菌注射用水)

二、结果分析

1. 上冲或下冲原路返流,提示上或下泪小管阻塞。

2. 上冲下返,提示泪总管或鼻泪管阻塞。

3. 上冲或下冲通而不畅,有上冲下返时,提示泪总管或鼻泪管狭窄;有原路返流时,提示上或下泪小管狭窄。

4. 上冲下返伴分泌物溢出,提示慢性泪囊炎。

5. 冲洗时,分泌物溢出的多少,一定程度上反映泪囊的大小。

(赵同涛)

第二节　影像学术前评估

一、泪囊大小的评估

泪囊的大小及位置对于手术方式的选择及手术成功率预测均有重要意义,从最早的经典泪囊碘油造影到现代的 CT、MRI 泪囊造影,泪囊的大小及位置均能被显示,随着影像学技术的发展,现代泪囊造影检查将提供更多的信息,比如鼻泪管狭窄的部位、泪道黏膜的厚度、泪囊区占位情况、泪囊周围骨质及软组织情况等,下面将对几种常用检查做逐一介绍。

1. 泪囊碘油造影(radiographic dacryocystography,CRD)

方法:病人仰卧位,表麻药点眼后,将造影剂经泪点注入泪道(约 1 ~ 2ml)或见造影剂从另一端泪点溢出时停止注射,拭去结膜囊造影剂,即刻行眼眶正位和侧位 X 线摄片。正常泪道显影如:正常泪道的泪囊碘油造影显影见图 2-2-1,鼻泪管阻塞的泪囊碘油造影显影见图 2-2-2。

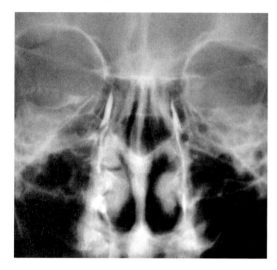

图 2-2-1　正常泪道的泪囊碘油造影显影
双侧泪囊鼻泪管均见显影

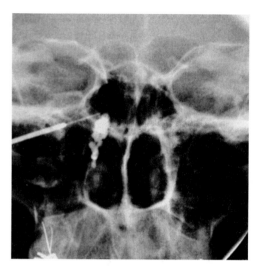

图 2-2-2　右侧鼻泪管阻塞的泪囊碘油造影显影
右侧泪囊膨大,上段鼻泪管不规则充盈,末端鼻泪管无显示

优点:方法简单,设备和技术要求不高,价格低廉。

缺点:有辐射,难以消除头颅及眼眶骨质对泪道成像的影响,无法显示泪小管及泪总管形态,软组织改变无显示。

2. 数字减影泪囊造影(digital subtraction dacryocystography,DSD)

方法:病人仰卧位,表麻药点眼后,生理盐水冲洗泪道,将泪囊中可能存在的脓性分泌物冲洗干净。在下泪小管中插入充满造影剂的泪道造影管,并用胶布固定。在数字减影成像仪透视下将检查的泪道调整至 X 线投影中央,然后进行数字减影图像采集。图像采集速度为每秒 1 ~ 2 帧,同时,推注造影剂,直至监视器上动态显示泪道充盈或图像稳定无改变时摄取照片。正常泪道显影见图 2-2-3,鼻泪管狭窄显影见图 2-2-4。

优点:消除了周围骨质及软组织对泪道结构的重叠干扰,能够动态显示包括泪小管和泪总管在内的全程泪道管腔,显示阻塞部位。数字减影泪囊造影是评估泪囊大小和位置的金标准。

缺点:有辐射,拍摄过程中需要助手进行泪道造影剂推注,不能了解泪道黏膜厚度及周围骨质与软组织情况,且价格昂贵。

3. CT 泪囊造影(computed tomographic dacryocystography,CTD)

方法:可选用滴注法或冲洗法,滴注法指挤压泪囊区后,向结膜囊滴入造影剂,每分钟滴

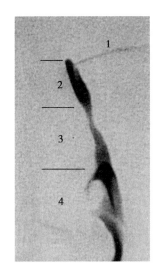

图 2-2-3 正常泪道的数字减影泪囊造影显影
1. 下泪小管 2. 泪囊 3. 鼻泪管
4. 鼻腔内造影剂

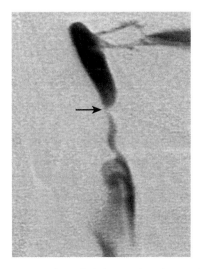

图 2-2-4 鼻泪管狭窄数字减影造影显影
上、下泪小管显影,泪囊扩张,泪囊与鼻泪管交界处明显变窄(黑箭),鼻泪管狭窄,仍可见到进入鼻腔的造影剂

1~2滴,共5分钟,然后立即进行CT扫描。冲洗法为表麻后,将造影剂经泪点注入泪道(约1~2ml)或见造影剂从另一端泪点溢出时停止注射,然后进行CT扫描。泪道显影如下图所示:正常泪道(图2-2-5)、鼻泪管狭窄(图2-2-6)、鼻泪管阻塞(图2-2-7)、泪道损伤(图2-2-8)、泪囊区占位(图2-2-9)、鼻泪管开口异位(图2-2-10)。

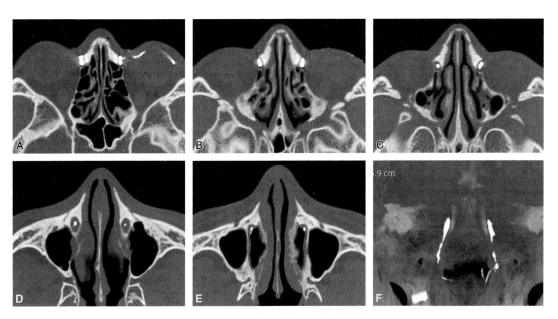

图 2-2-5 正常泪道的 CT 泪囊造影
A. 泪囊上部:可见泪小管泪囊结合部;B. 泪囊中部;C. 泪囊下部:泪前嵴泪后嵴显示清楚;D. 鼻泪管:可见骨性鼻泪管及造影剂显示的管腔;E. 鼻泪管开口:造影剂显示出鼻泪管在下鼻道的开口;F. 最大密度投影(maximal intensity projection,MIP)显示全程泪道:泪小管未见显示,泪囊大小形态正常,鼻泪管部分显影欠佳,鼻腔可见流出的造影剂

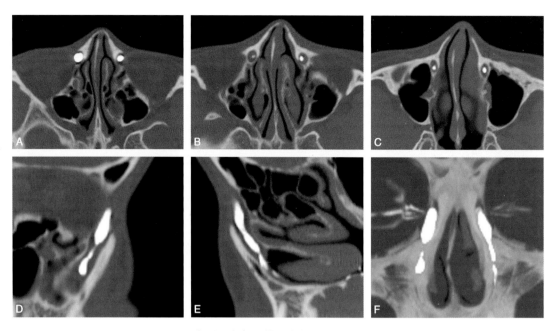

图 2-2-6 右侧泪囊鼻泪管结合部狭窄的 CT 泪囊造影
A. 泪囊层面:可见右侧泪囊较左侧大;B. 泪囊鼻泪管结合部:可见右侧较左侧狭窄;C. 鼻泪管下段:见双侧管腔均有显示;D. 右侧矢状位重建:显示右侧泪囊及鼻泪管,可见泪囊下部扩大,与鼻泪管结合部明显狭窄;E. 左侧矢状位重建:显示左侧泪囊及鼻泪管,可见泪囊鼻泪管结合部及鼻泪管开口的生理狭窄;F. MIP 显示双侧泪囊鼻泪管

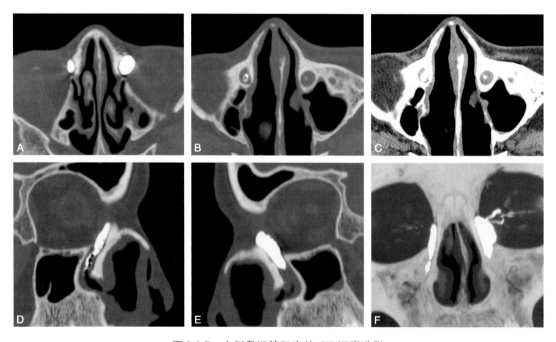

图 2-2-7 左侧鼻泪管阻塞的 CT 泪囊造影
A. 泪囊层面:左侧泪囊较右侧大;B. 鼻泪管(骨窗):右侧有显示,左侧未见明显显示;C. 鼻泪管(软组织窗):可见骨性鼻泪管中央高信号的造影剂及旁边鼻泪管黏膜软组织信号影,左侧黏膜明显增厚;D. 右侧矢状位重建:显示右眼泪囊大小尚可,鼻泪管有造影剂显示;E. 左侧矢状位重建:可见泪囊扩大,鼻泪管下段无显示;F. MIP:左侧上、下泪小管显影,泪囊明显扩大,鼻泪管下段无显影

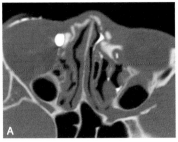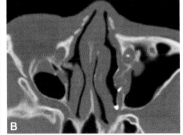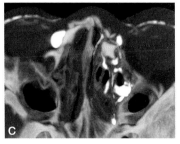

图 2-2-8　外伤致双侧泪道损伤的 CT 泪囊造影

A. 泪囊中央层面:双侧眼眶内侧壁及鼻骨多发骨折、移位,右侧泪囊显影位于眶下壁骨碎片旁;左侧泪囊充盈不良,造影剂外漏;B. 泪囊鼻泪管结合部:右侧泪囊窝空虚,左眼鼻泪管内可见少许造影剂显影;C. MIP:右侧泪囊移位,左侧泪囊撕裂

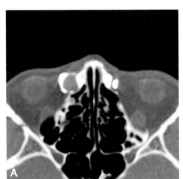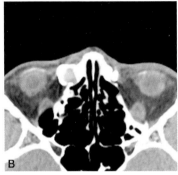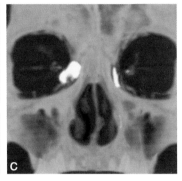

图 2-2-9　泪囊区占位(黑色素瘤)的 CT 泪囊造影

A. 泪囊层面(骨窗):右侧泪囊区扩大,局部充盈缺损;B. 泪囊层面(软组织窗):可见右侧泪囊区实性占位;C. 三维重建:右侧泪囊区扩大,内下方充盈缺损

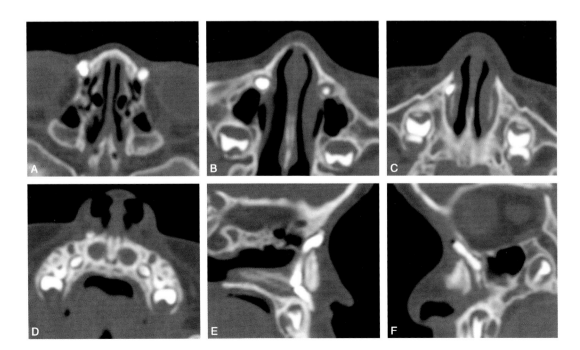

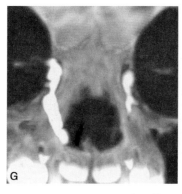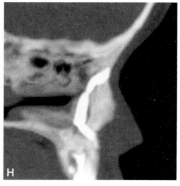

图 2-2-10 鼻泪管开口异位的 CT 泪囊造影

A. 泪囊层面:双侧泪囊均显示,右侧稍大;B. 鼻泪管层面:右侧鼻泪管增粗;C. 鼻腔下部:右侧鼻腔外侧壁见造影剂断面;D. 牙槽骨层面:右侧牙槽骨前有造影剂显示;E. 右侧矢状位重建:显示右侧鼻泪管异常开口于牙槽骨前;F. 左侧矢状位重建:鼻泪管正常开口于下鼻道;G. MIP:右侧泪小管隐约可见,右侧鼻泪管明显增粗,末端走行及开口异常;H. 右侧矢状位 MIP:显示增粗及走行异常的鼻泪管

优点:不但可以在连续层面上发现泪囊阻塞位点,还可以在冠状位上发现上颌骨额突骨质的厚度,对鼻腔泪囊吻合手术的造口选择有指导意义。对泪囊区占位,可在一定程度上提示占位性质,多平面重建后可以显示泪道的骨性结构,了解泪囊、骨性鼻泪管及其周围结构的情况,为外伤性泪道手术提供重要的区域解剖关系。

缺点:有辐射,受骨性结构影响。

4. MR 泪囊造影(magnetic resonance dacryocystography ,MRD)

方法:可用造影剂滴注或泪道冲洗后再行磁共振扫描,主要观察 T1 像上泪道显影;亦可利用水的长 T2 弛豫时间特性,行滴注或冲洗后磁共振水成像,观察 T2 像上泪道显影。

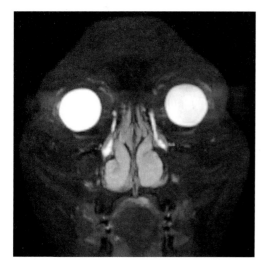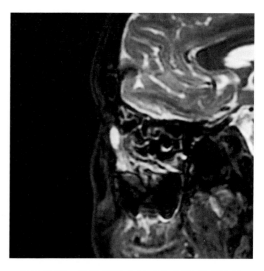

图 2-2-11 左侧正常泪道,右侧鼻泪管狭窄的 MR 泪囊造影(冠状位)

显示双侧全程泪道,右侧见泪囊大小正常,鼻泪管下段局部明显狭窄,鼻泪管开口可见造影剂

图 2-2-12 鼻泪管阻塞的 MR 泪囊造影(斜冠状位)

显示泪囊扩大,泪囊鼻泪管结合部阻塞,阻塞平面以下泪道无显影

因水成像既不用造影剂,对软组织的观察比 T1 成像好,滴注法还可以反映泪道的生理功能,因此,目前较为常用的是滴注法的泪道磁共振水成像。具体为:MRI 检查前 15 分钟开始向病人双侧结膜囊内滴入 3~5 滴无菌生理盐水,每 5 分钟一次,共三次。然后采用抑脂的三维快速反转恢复 T2 加权成像(FS 3D FRFSE T2WI)序列及常规水平位及斜冠状位 FRFSE T2WI 序列进行扫描。斜冠状位 FRFSE T2WI 序列扫描基线为额结节与前鼻棘的连线前倾 9°,扫描获得原始图像后,逐层观察,确定感兴趣区,进行最大强度投影(maximum intensity projection,MIP),获得 MIP 图像并进行多角度观察。泪道显影如下图所示:正常泪道(图 2-2-11)、鼻泪管狭窄(图 2-2-11)、鼻泪管阻塞(图 2-2-12,图 2-2-13)、鼻泪管炎症(图 2-2-14)。

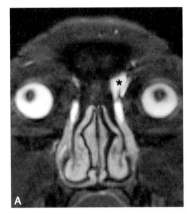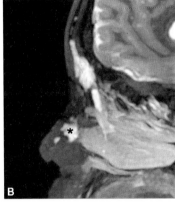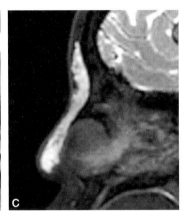

图 2-2-13　双眼鼻泪管阻塞的 MR 泪囊造影
A. 冠状位显示双侧鼻泪管中下段无显影,左侧泪囊稍大,泪囊上方有异常高信号影(星号);B. 左侧斜冠状位显示异常高信号影与泪囊相近,但未沟通,下方鼻背旁亦见高信号影(星号);C. 矢状位显示鼻背填充物

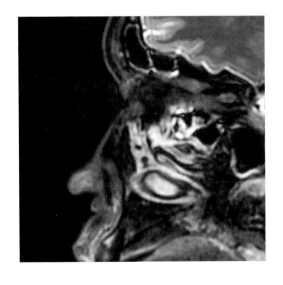

图 2-2-14　鼻泪管炎症的 MR 泪囊造影(斜冠状位)
显示鼻泪管黏膜增厚,管内高低信号混杂

优点:无辐射,无需造影剂,无需泪道插管和注药,能显示泪道黏膜和泪道周围软组织,部分反映泪道生理功能。

缺点:检查较 CT 费时,对设备要求高;泪小管显影不佳。

二、泪小管的评估

术前还应评估泪小管,如先天性泪小管闭锁表现为泪小点闭锁,需要通过影像学检查明确。成年人泪小管评估也相当重要,当泪小管存在广泛瘢痕时,泪囊鼻腔吻合手术(DCR)难以奏效,安放 Jones 管等旁路手术是可选方案。

泪小管超声生物显微镜检查(UBM,ultrasound biomicroscopy)可分为 50Hz UBM 和 80Hz 高频 UBM 检查两种。

1. 50Hz UBM 检查

方法:病人仰卧位,滴表麻药,用潜水镜或呼吸面罩改制的眼杯罩住双眼,眼杯内注入医用生理盐水。检查上泪小管时嘱病人向颞下方注视,检查下泪小管时嘱病人向颞上方注视。操作时将探头置于泪小管所在区域,指示线垂直于睑缘,从泪点外逐渐移向内眦处扫描,扫描方向与睑缘保持垂直。可观察到上、下泪小管垂直部和泪囊的纵切面及上、下泪小管水平部及泪总管的横切面 UBM 图像。将指示线平行于睑缘扫描,可观察到上、下泪小管垂直部和泪囊的横切面及上、下泪小管水平部及泪总管的纵切面 UBM 图像。正常泪小管 UBM 如图 2-2-15 所示。

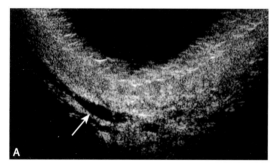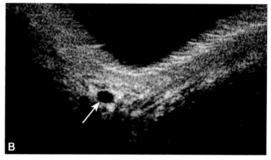

图 2-2-15 正常泪小管 UBM

A. 纵切面:可见条形低信号的泪小管管腔(白箭);B. 横切面:可见圆形低信号的泪小管管腔(白箭)

优点:无辐射,无创,可显示生理状态下泪小管管腔情况。

缺点:分辨率不高,显影欠佳;需要水杯罩住双眼,病人舒适度欠佳;不能显示鼻泪管。

2. 80Hz 高频 UBM 检查

方法:病人仰卧位,滴表麻药,水浴杯倒入适量无菌蒸馏水,套上 UBM 探头备用。检查下泪小管时嘱病人注视颞上方,向下轻拉下睑,暴露下泪点及下睑内侧睑结膜,探头涂抹卡波姆凝胶作为耦合剂,置于睑结膜面检查;检查上泪小管时嘱检查眼向颞下方注视,探头置于上泪小管皮肤面。纵切扫描:将探头水浴杯长轴平行于泪小管走行方向,并根据显示图像微调探头方向,直至显示清晰的泪小管图像,从颞侧端逐渐向鼻侧检查。横切扫描:将探头水浴杯长轴垂直泪小管,从颞侧向鼻侧依次检查。检查完毕后,棉签擦净眼部残留凝胶。高频 UBM 如下图所示:正常泪小管(图 2-2-16)、泪总管(图 2-2-17)、慢性泪囊炎(图 2-2-18)。

优点:无辐射,无创;无需大水杯罩住双眼,病人舒适度可,易配合检查;分辨度较常规 UBM 高,影像相对清晰。

缺点:需检查者轻拉眼睑进行检查,泪小管管腔非生理状态,较实际大小略有改变;不能显示鼻泪管。

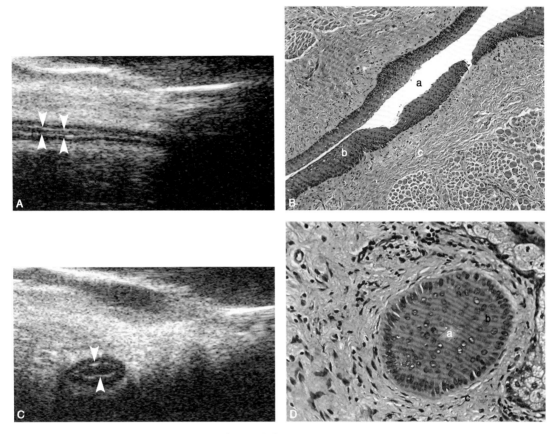

图 2-2-16 正常泪小管高频 UBM 和组织病理切片
A. 纵切面上见平行的两条线状高回声为黏膜上皮表面光带(箭头),其中央为泪小管管腔,黏膜上皮为低回声,其下均匀的中高回声为上皮下纤维层;B. 泪小管纵切面的组织病理切片,结构可与 UBM 对应(a. 管腔;b. 黏膜上皮;c. 上皮下纤维层);C. 横切面上中央低密度影为管腔,其外为黏膜上皮表面光带(箭头);D. 泪小管横切面的组织病理切片,结构可与 UBM 对应(a. 管腔;b. 黏膜上皮;c. 上皮下纤维层)

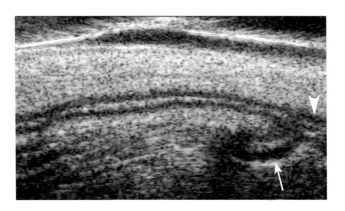

图 2-2-17 泪小管末端及泪总管部位的高频 UBM 图像
图示下泪小管纵切面形态正常,鼻侧可见上泪小管末端(白箭)及泪总管(箭头)

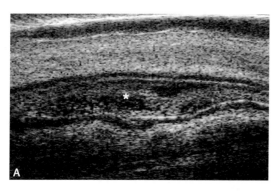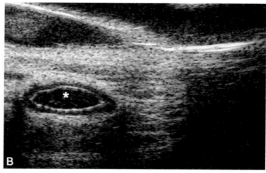

图 2-2-18 慢性泪囊炎病人的泪小管高频 UBM

A、B. 纵切面与横切面均显示泪小管管腔增大（星号），泪小管黏膜上皮回声连续，黏膜上皮厚薄均匀，管腔内均一的稍高回声斑块影（泪囊反流的分泌物）

（刘　荣）

三、泪道相关的骨折

　　详细询问病史，如有外伤史、鼻眶部可疑骨折时，应行眼眶 CT 扫描，因为骨质缺损或整复骨折的植入物可妨碍经鼻到达泪囊的操作。

　　眼眶计算机断层检查（computed tomography，CT）显示鼻泪管（及鼻眶筛）骨折最具优势。检查时，需要水平位扫描和冠状位扫描。水平位扫描时，病人仰卧检查床上扫描平面平行于听眶基线，自眶耳线下方 1cm 向头顶侧作连续扫描至眶顶，4～5mm 厚层面，需 6～8 层。冠状位扫描时，病人仰卧或俯卧检查台上，头过伸，扫描平面与上颌窦后壁平行，与两侧眶耳线垂直，向外耳道前 4cm 前连续扫描。读片时，重点看骨窗，对鼻泪管（及鼻眶筛）骨折的水平位和冠状位扫描的骨窗片，示例如下：

　　鼻泪管骨折连续 CT 扫描图片见图 2-2-19，图 2-2-20。

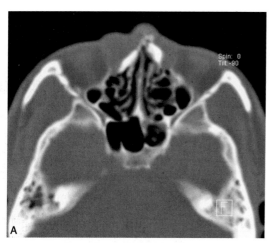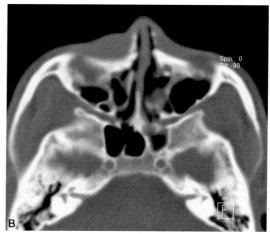

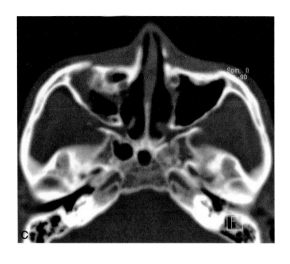

图 2-2-19 眼眶水平位 CT
A. 自上向下第 1 张,右侧鼻骨塌陷;B. 自上向下第 2 张,右侧鼻骨塌陷、鼻泪管结构不清,左侧鼻泪管结构清晰;C. 自上向下第 3 张,右侧上颌窦前壁不连续、可见鼻泪管下端,左侧鼻泪管结构清晰

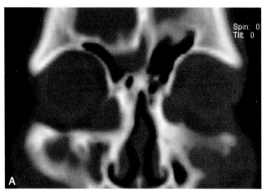

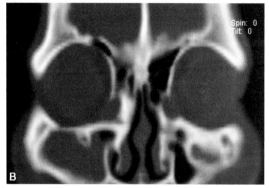

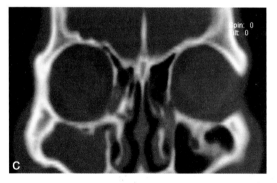

图 2-2-20 眼眶冠状位 CT
A. 自前向后第 1 张,右侧泪囊窝变大、不规则;B. 自前向后第 2 张,右侧泪囊窝不规则;C. 自前向后第 3 张,右侧鼻泪管结构紊乱,左侧鼻泪管结构清晰

四、泪道占位性病变

泪道系统原发性肿瘤较为少见,常分为上皮型和非上皮型,前者来源于异形的黏膜上皮。泪囊肿瘤大多(73%)为原发性上皮型肿瘤,其中 75% 为恶性。对复发性泪囊炎,或怀疑有泪道占位存在时,可考虑行眼眶磁共振成像(magnetic resonance imaging,MRI)检查,排除或明确病变情况。MRI 可显示病变的组织学特征,增强检查可以提供更多的诊断信息。眼眶 CT 可以帮助了解骨质的变化。读片示例如下:

1. 泪囊浆细胞瘤（图 2-2-21 ~ 图 2-2-24）

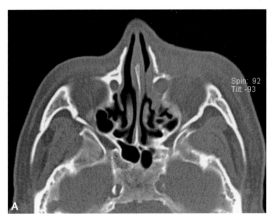 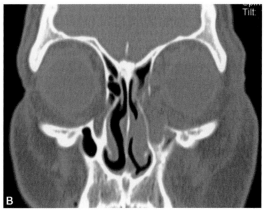

图 2-2-21　左侧泪囊浆细胞瘤（CT）
A. 水平位 CT：左侧鼻泪管相对右侧增大；B. 冠状位 CT：左侧鼻泪管相对右侧变宽

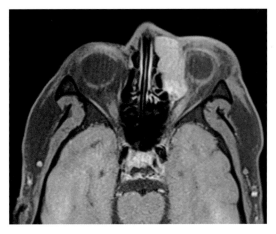 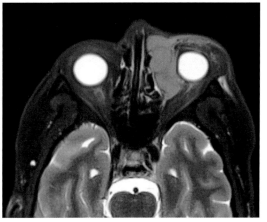

图 2-2-22　左侧泪囊浆细胞瘤（水平位 MRI-T1WI）
泪囊区可见"豆角状"均匀稍高信号病灶，边界欠清

图 2-2-23　左侧泪囊浆细胞瘤（水平位 MRI-T2WI）
病灶呈近均匀稍高信号

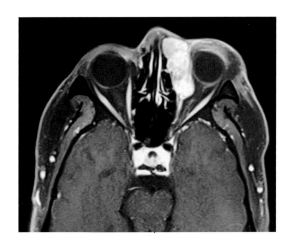

图 2-2-24　左侧泪囊浆细胞瘤（水平位增强 MRI）
病灶不均匀明显强化

2. 泪囊囊肿(图 2-2-25～图 2-2-29) 增强 CT 即可诊断(图 2-2-26)。MRI 表现也极具特征性(图 2-2-27～图 2-2-29)

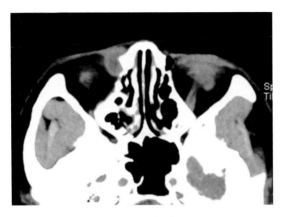

图 2-2-25 右侧泪囊囊肿(水平位 CT)
右侧泪囊区圆形密度减低影像

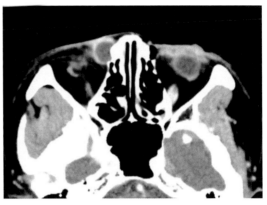

图 2-2-26 右侧泪囊囊肿(水平位 CT,增强扫描)
右侧泪囊区见"蛋壳状"强化表现,其内无强化

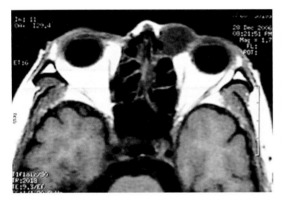

图 2-2-27 右侧泪囊囊肿(水平位 MRI-T1WI)
左侧泪囊区可见圆形均匀低信号病灶

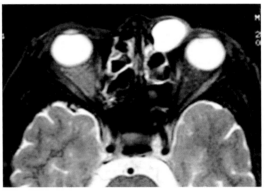

图 2-2-28 右侧泪囊囊肿(水平位 MRI-T2WI)
左侧泪囊区可见近圆形均匀高信号病灶

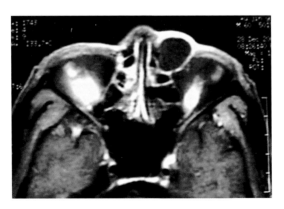

图 2-2-29 右侧泪囊囊肿(水平位增强 MRI)
左侧泪囊区见"蛋壳状"强化表现,其内无强化

(秦 伟)

第三节　综合评估

一、询问病史

详细询问病史,包括感冒、正在应用的抗凝药物、月经史、外伤史、过敏史、泪道激光治疗史、鼻腔手术史等。

二、全身情况

评估高血压、心脏病、糖尿病等。60 岁以上的病人行肺功能检查,注意有无异常凝血状态,排除沟通障碍等潜在风险。

三、鼻腔评估

1. 术前用内镜评估鼻腔情况(图 2-3-1)　只有术前通过内镜评估鼻腔情况,外科医生才能判断鼻腔是否有足够的手术空间。当空间受限,推荐全麻或优先选择外路手术。通过内镜检查,明确是否存在以下情况:鼻中隔偏曲、鼻甲肥大、鼻炎、鼻黏膜粘连、夹层筛泡或泪骨肥厚、肿瘤、息肉等。

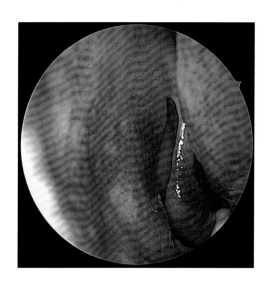

图 2-3-1　内镜检查鼻腔
显示鼻腔情况良好,有足够的手术空间,无手术禁忌

2. 内镜检查的麻醉

(1) 喷雾法:盐酸奥布卡因滴眼液与 0.1% 肾上腺素按 5∶1 的体积比混合,用喷壶行鼻黏膜表面麻醉,喷口分别朝向鼻腔的上、中、下各喷一次,以便药液到达中鼻甲、下鼻甲和鼻中隔。等待 5 分钟后,可行内镜检查。

(2) 棉片放置法:盐酸奥布卡因滴眼液与 0.1% 肾上腺素按 5∶1 的体积比混合,混合液浸湿 2~3 颗棉球,再把棉球分成若干小块棉片。用枪状镊将分好的棉片分别放入中鼻道、下鼻道及总鼻道。留置 5 分钟后取出所有棉片,再行内镜检查。

(3) 全身麻醉:临床上常用的全身麻醉有吸入麻醉、静脉麻醉和复合麻醉。由于内镜检查为浅表操作,且操作时间短,所以多选用氯胺酮静脉麻醉。它有镇痛效果强,起效及恢复快,不抑制循环等优点,但严重高血压、青光眼、心力衰竭等病人不宜使用。

3. 内镜检查的操作

(1) 病人取正坐位(图2-3-2)或平卧位(图2-3-3),头部保持不动。

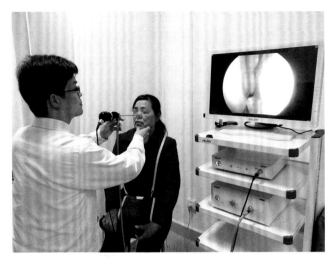

图2-3-2 坐位姿势
病人取坐位姿势接受检查

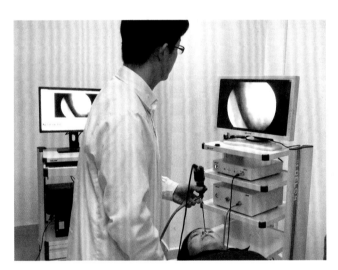

图2-3-3 平卧位姿势
病人取平卧位姿势接受检查

(2) 检查者站立于被检者右前方,正对监视器。

(3) 左手持镜,内镜由前鼻孔进入鼻腔。先检查鼻腔的整体情况:观察鼻前庭、下鼻甲前端、沿鼻底向后和自下而上观察鼻腔内各鼻道,包括嗅裂,注意鼻腔黏膜的色泽和形态,是否有新生物及其形态特征,分泌物定位及其颜色和性状,以及具有病因学作用的解剖变异等。再重点检查泪道手术相关的部位:下鼻道空间是否良好,有无分泌物及新生物;中鼻甲有无肥大、变异;上颌线是否明显;中鼻甲附着处空间是否良好。检查的同时对需要的部位捕获图像。

4. 内镜检查的注意事项

（1）检查时嘱病人用口呼吸，以避免经鼻呼吸致使镜头起雾影响检查。

（2）检查时避免伤及鼻腔内黏膜组织，避免造成鼻黏膜出血。

（3）高血压病人血压较高时禁用肾上腺素等强力血管收缩剂。

四、眼部情况

裂隙灯检查，排除引起流泪的眼部原因。

1. 眼睑检查 以下眼睑病变可以引起流泪症状：①眼睑先天异常，如眼睑缺损等；②眼睑皮肤异常，如红、肿、热、痛、皮下气肿、肿块等；③眼睑的位置异常，如睑内、外翻（图2-3-4）等；④睑缘及睫毛异常，如倒睫、双行睫等；⑤泪点病变，泪点狭窄（图2-3-5），各种原因引起的泪点阻塞：泪点乳头状瘤（图2-3-6）、泪点色素痣、泪点囊肿、泪点睑腺炎、泪点息肉等。

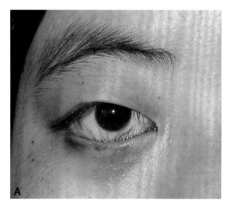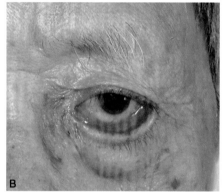

图 2-3-4 眼睑位置异常

A. 睑内翻：右眼下睑内翻、倒睫；B. 睑外翻：左眼下睑外翻

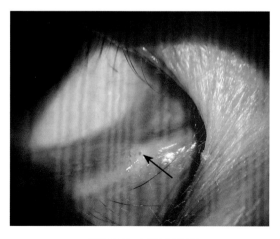

图 2-3-5 下泪点狭窄

下泪点狭窄（箭头所示）引起泪液排出障碍

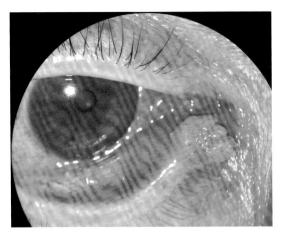

图 2-3-6 泪点乳头状瘤
下泪点周围新生物,导致泪液排出障碍

2. 眼表检查 以下眼表病变可以引起流泪症状:①结膜松弛,泪湖变浅(图 2-3-7);②颜色:有无出血、贫血或充血、色素增生或沉着;③表面情况:有无结石、异物、水肿、干燥、滤泡、结节、溃疡、睑裂斑、翼状胬肉、淋巴管扩张或肿瘤,眼表的多种结构异常及炎症感染等疾病均可引起流泪症状。

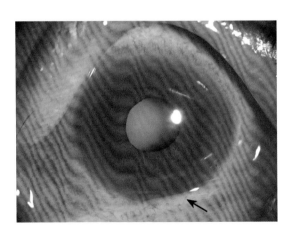

图 2-3-7 结膜松弛
球结膜松弛(箭头所示)导致结膜充血及流泪症状

（谢杨杨　赵同涛）

参 考 文 献

1. 兰芳. 不同泪道冲洗液联合不同术式治疗婴幼儿泪囊炎的疗效对比. 眼科新进展,2015,35(4):384-386.

2. Triebel HJ,Guthoff R,Jend HH,et al. Dacryocystography—conventional technic or digital subtraction technic? Rofo,1988,149(5):483-488.

3. Xian MY,Jiang YQ,Zhang ZS. Clinical diagnosis of lacrimal duct obstruction by digital subtraction dacryocystography. Hunan Yi Ke Da Xue Xue Bao,2001,26(1):86-88.

4. Kominek P,Cervenka S,Cech B,Bolek K. Digital subtraction dacrocystography. Cesk Slov Oftalmol,1997,53

(6):385-391.

5. King SJ, Haigh SF. Technical report:digital subtraction dacryocystography. Clin Radiol,1990,42(5):351-353.

6. Tschopp M, Bornstein MM, Sendi P, et al. Dacryocystography using cone beam CT in patients with lacrimal drainage system obstruction. Ophthal Plast Reconstr Surg,2014,30(6):486-491.

7. Glatt HJ. Evaluation of lacrimal obstruction secondary to facial fractures using computed tomography or computed tomographic dacryocystography. Ophthal Plast Reconstr Surg,1996,12(4):284-293.

8. Kirchhof K, Hähnel S, Jansen O, et al. Gadolinium-enhanced magnetic resonance dacryocystography in patients with epiphora. J Comput Assist Tomogr,2000,24(2):327-331.

第三章 内镜泪囊鼻腔吻合术

一、内镜泪道手术的发展

1841 年,法国 Friedrich Hofmamn 首次利用凹面镜对光线的折射作用,对腔隙进行了观察,为内镜的研发提供了基础研究资料。1982 年,德国的 Karl Storz 公司制作出完整的内镜设备,使内镜外科技术取得了飞速发展。

1893 年,Caldwell 首次描述了经内路泪囊鼻腔吻合手术的方法,在当时的器械条件下、通过狭窄的鼻腔完成手术非常困难,这种方法并未流行。1904 年,Toti 首先采用经内眦部皮肤入路的泪囊鼻腔吻合手术(dacryocystorhinostomy,DCR),取得了较好的临床效果。但是,切口有不同程度的瘢痕。1988 年,Rice 首先用内镜在尸体上进行 DCR 的解剖研究。1989 年开始,McDonogh 等相继在内镜监视下实施经鼻 DCR,为慢性泪囊炎的手术治疗提供了一条新的途径。

80 年代起,国内开始在泪道手术中应用鼻内镜技术,使泪道病的诊疗发生了巨大的变革,其良好的光学放大成像系统使临床判断更为直观、准确。周文光等自 1991 年起实施内镜经鼻 DCR(endoscopic endonasal DCR,EEDCR),1994 年报道了 30 例(31 眼),有效率为 93.5%。周兵等 1995 年报道了 13 个月内实施的 59 例(69 眼)EEDCR,术后病人随访 3~13 个月,总有效率为 90.0%。近年来,内镜下泪道手术蓬勃发展,手术操作越来越规范。我们的团队在膨胀海绵法、缝线法、明胶海绵法、美乐胶法和小切口技术方面,取得了长足进步。

二、内镜设备

由内镜、光源、摄像系统、监视器、图像及录像采集系统等组成(图 3-1-1)。

1. 内镜 常用镜面视角为 0°、30°、70°。成人用直径 4mm,长度 200mm 的内镜;儿童用直径 2.7mm,长度 110mm 的内镜。

2. 光源 包括冷光源,导光纤维束。

3. 摄像系统 包括摄像系统主机和摄像头。

4. 监视器

5. 图像及录像采集系统 图像及录像采集系统同内镜操作系统连接,用于采集内镜观测到的图像,也可以录像。

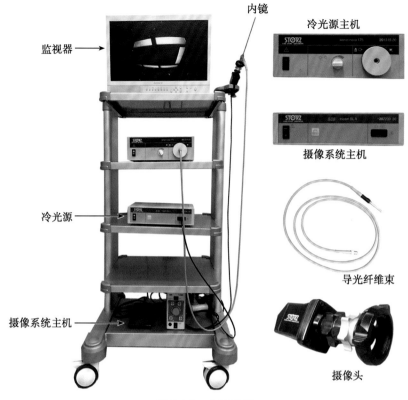

监视器

内镜

冷光源主机

冷光源

摄像系统主机

摄像系统主机

导光纤维束

摄像头

图 3-1-1 内镜设备

三、内镜操作方法

内镜泪道手术操作的方式主要是:术者左手持镜,右手操作器械。术者通过观看监视器屏幕手术。

1. 持内镜的方法 一般左手持镜,右手可同时进行手术操作,持镜方法可根据个人的习惯采取不同方式。笔者的持镜方法是:大拇指与示指固定摄像头,其余三指弯曲向掌心钩住导光纤维连接头,以此稳定持镜,灵活操作(图 3-1-2)。

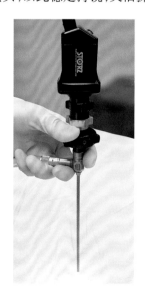

图 3-1-2 持内镜手法

2. 电钻的使用方法　一般右手持电钻,使用执笔式(图 3-1-3)。电钻在尚未运行的情况下进入鼻腔,到达预打磨部位后运行电钻,打磨速度要由慢到快,打磨过程中应避免出现跳钻,以免损伤术区外的其他组织。

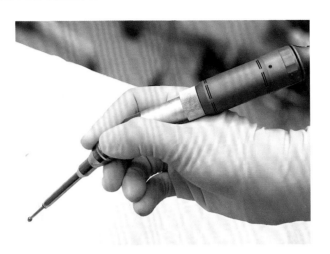

图 3-1-3　持电钻手法

3. 电刀的使用方法　一般右手持电刀,使用执笔式(图 3-1-4)。电刀功率不宜过大,避免组织损伤过多。使用时让电刀和组织保持较小的距离,而不能把电刀用力压到组织上。电刀的游走速度不宜太快,也不宜太慢,避免损伤计划外的组织。

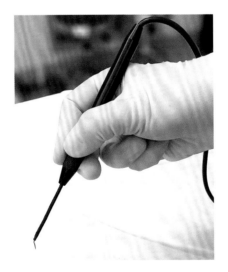

图 3-1-4　持电刀手法

(谢杨杨)

第二节　膨胀海绵的应用

在 EEDCR 的过程中,借助于膨胀海绵的膨胀作用,将泪囊撑开和鼻黏膜的压贴来完成黏膜瓣的对合(吻合),减少了手术操作难度,经临床观察,疗效可靠,并发症少。

一、适应证

临床诊断为慢性泪囊炎,尤其适用于大泪囊病人。小泪囊病人、外伤性泪囊炎、复发性泪囊炎、泪囊轻度粘连的病人也可以手术。

二、术前评估和准备

术前评估同第二章。

术前 7 天、术后 7 天停用抗凝药。术前 1 天,应用曲安奈德等激素类鼻喷雾剂,每日 2 次。术前谈话,让病人充分了解手术原理和术中关键步骤,减轻病人紧张情绪。签署手术知情同意书。术前剪鼻毛,清洁鼻腔。

三、内镜下泪道手术的麻醉

1. 表面麻醉　盐酸奥布卡因滴眼液与 0.1% 肾上腺素按 5:1 的体积比混合,混合液浸湿适量棉片,注意棉片不要太湿,以填塞时没有药液滴下为度。用枪状镊将脑棉片分别放入中鼻道、嗅裂、下鼻道及总鼻道,留置 5 分钟。

2. 局部浸润麻醉　在鼻腔黏膜表面麻醉后,在泪囊在鼻腔投影区的黏膜下注射 0.5 ~ 1ml 麻醉剂(常用局部浸润麻醉剂为罗哌卡因注射液)。

3. 神经阻滞麻醉

(1) 滑车下神经及筛前神经阻滞麻醉　麻醉时用 35mm 长的 8 号注射针从滑车下的眶内缘沿眶壁直接向后刺入约 20mm,即达到滑车下神经处。再刺入 10mm,即达筛前神经,可共注入麻醉剂(如罗哌卡因)1ml。注意针头宜稍离开骨膜,以免骨膜受伤及刺破筛前动脉。

(2) 眶下神经阻滞麻醉　根据手指扪到的眶下孔定位,针头从鼻翼沟外侧旁斜向上、后外方刺入,在眶下孔处注入麻醉剂 0.5 ~ 1ml。

4. 神经安定镇痛麻醉　神经安定镇痛麻醉是以神经安定药(丁酰苯类,如氟哌啶醇)和强效镇静药(如芬太尼)为主的一种静脉复合麻醉方法。该麻醉方法的作用是使病人安静不动,对环境漠不关心,闭目嗜睡,唤之能应。

在神经阻滞麻醉下进行手术时,如遇到精神过分紧张的病人,手术进行会比较困难,但辅以神经安定镇痛麻醉,则可获得较好的效果,手术进行会顺利很多。运用神经安定镇痛麻醉,应掌握好给药的剂量,按照说明书应用,避免给药过量。在麻醉深度的掌握上应以镇静为度,切不可使病人入睡,否则危险性陡然增加。

5. 全身麻醉　适用于年龄较小(一般 12 岁以下),且不能配合手术者;精神过度紧张不能耐受手术者;不能配合手术的精神病病人。临床上常用的全身麻醉有吸入麻醉、静脉麻醉和复合麻醉。内镜泪道手术多采用静脉麻醉,需要气管插管。

全麻后拔除气管插管时,应彻底清除咽喉部血及分泌物,并对肌肉松弛剂作相应的拮抗,一定要等病人咳嗽、吞咽反射恢复良好后再拔管,如苏醒不完全应放置侧卧位置,使口咽部积血及时流出,以免发生误吸。

四、手术步骤

1. 卧位,麻醉、消毒、铺巾。用带线膨胀海绵填塞后鼻孔,防止血和水流入咽部。

2. 手术操作　见图 3-2-1 ~ 图 3-2-14。

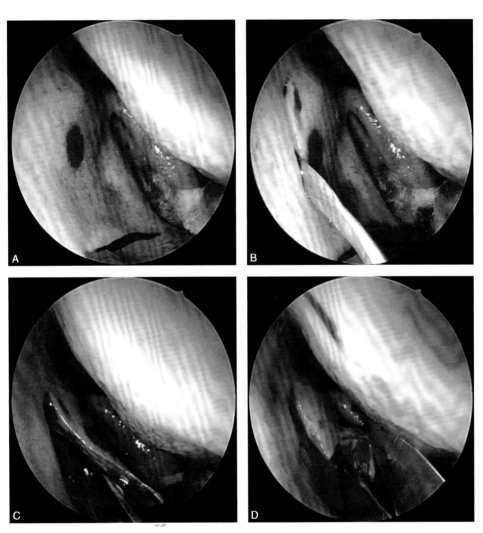

图 3-2-1 制作鼻黏膜瓣

A. 眼科隧道刀掰至 120°角度,在下鼻甲上缘自后向前做第一道 8mm 黏膜切口;B. 自中鼻甲前缘平行钩突做 10mm 第二道黏膜切口,与第一道切口成 90°;C. 分离鼻黏膜,用剥离子自切口前缘向后钝性分离鼻黏膜;D. 用弯剪自黏膜瓣前缘向中鼻甲根部将鼻黏膜瓣剪开,形成一个基底在上方和一个基底在后方的鼻黏膜瓣

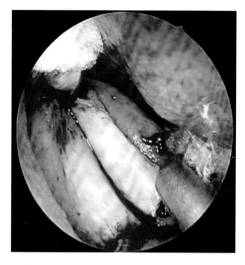

图 3-2-2 暴露骨壁

将上瓣翻转至鼻顶部并以明胶海绵压迫固定,下瓣翻转至中鼻甲腋下,暴露上颌骨额突和颌泪缝

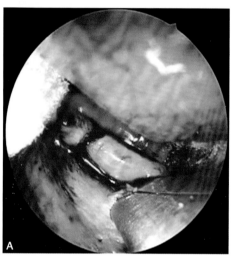

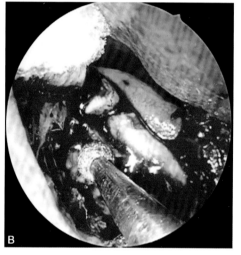

图 3-2-3 制作骨窗

A. 用咬骨钳自颌泪缝开始向前咬除骨质;B. 最后用耳科骨钻或鼻科动力系统打磨骨窗边缘,继续扩大骨窗并使边缘光滑

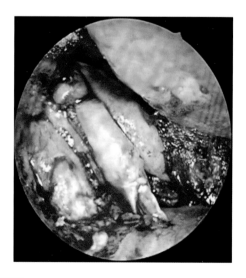

图 3-2-4 暴露泪囊

制作骨窗的大小一般是 8mm×10mm 或 6mm×8mm,暴露泪囊内侧壁

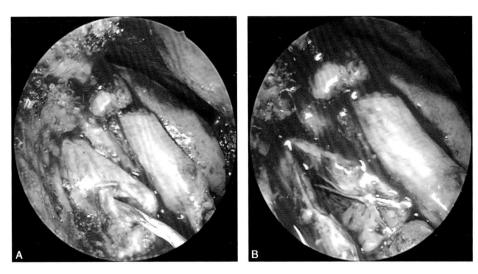

图 3-2-5　切开泪囊

A. 在泪道探针的指引下,用隧道刀由下往上挑开泪囊;B. 顺着囊腔继续切开泪囊,切口下方的泪囊壁展开,形成泪囊后瓣

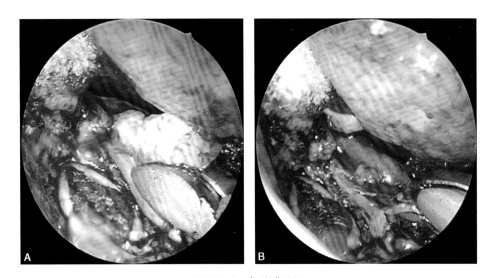

图 3-2-6　鼻黏膜处理

A. 根据泪囊后瓣的大小,用鼻黏膜咬切钳或弯剪去除多余的部分鼻黏膜,使两者对位;B. 去除多余的部分鼻黏膜后,泪囊后瓣与鼻黏膜瓣刚好对位贴附

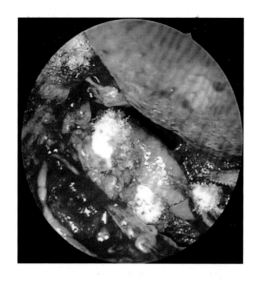

图 3-2-7　止血
中鼻甲与鼻黏膜瓣之间填入明胶海绵

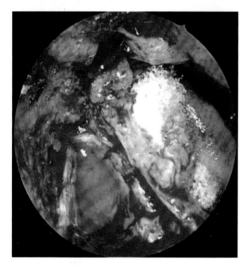

图 3-2-8　黏膜瓣形态
抽出泪囊内明胶海绵，泪囊后瓣与鼻黏膜瓣之间对位贴附

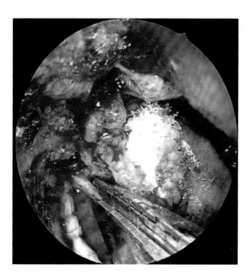

图 3-2-9　泪囊三角瓣
用弯剪在后瓣上缘向后剪开，形成一个小泪囊三角瓣

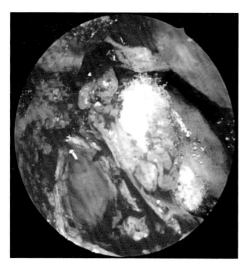

图3-2-10 松解后黏膜瓣形态

松解整复后泪囊瓣与鼻黏膜瓣对合之形态，较松解前宽敞

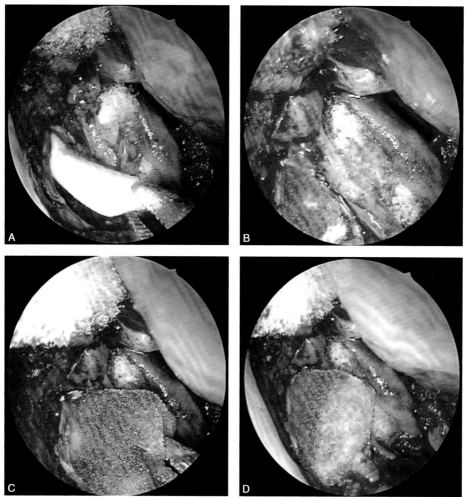

图3-2-11 膨胀海绵的应用

A. 将膨胀海绵剪成小三角形，尖端送入泪囊；B. 膨胀海绵置入泪囊，图示膨胀海绵置入泪囊后的形态；C. 用妥布霉素地塞米松滴眼液将膨胀海绵膨胀后，用枪状镊将海绵往外拖一点，使泪囊黏膜不会向里卷边；D. 膨胀海绵放置好后的形态

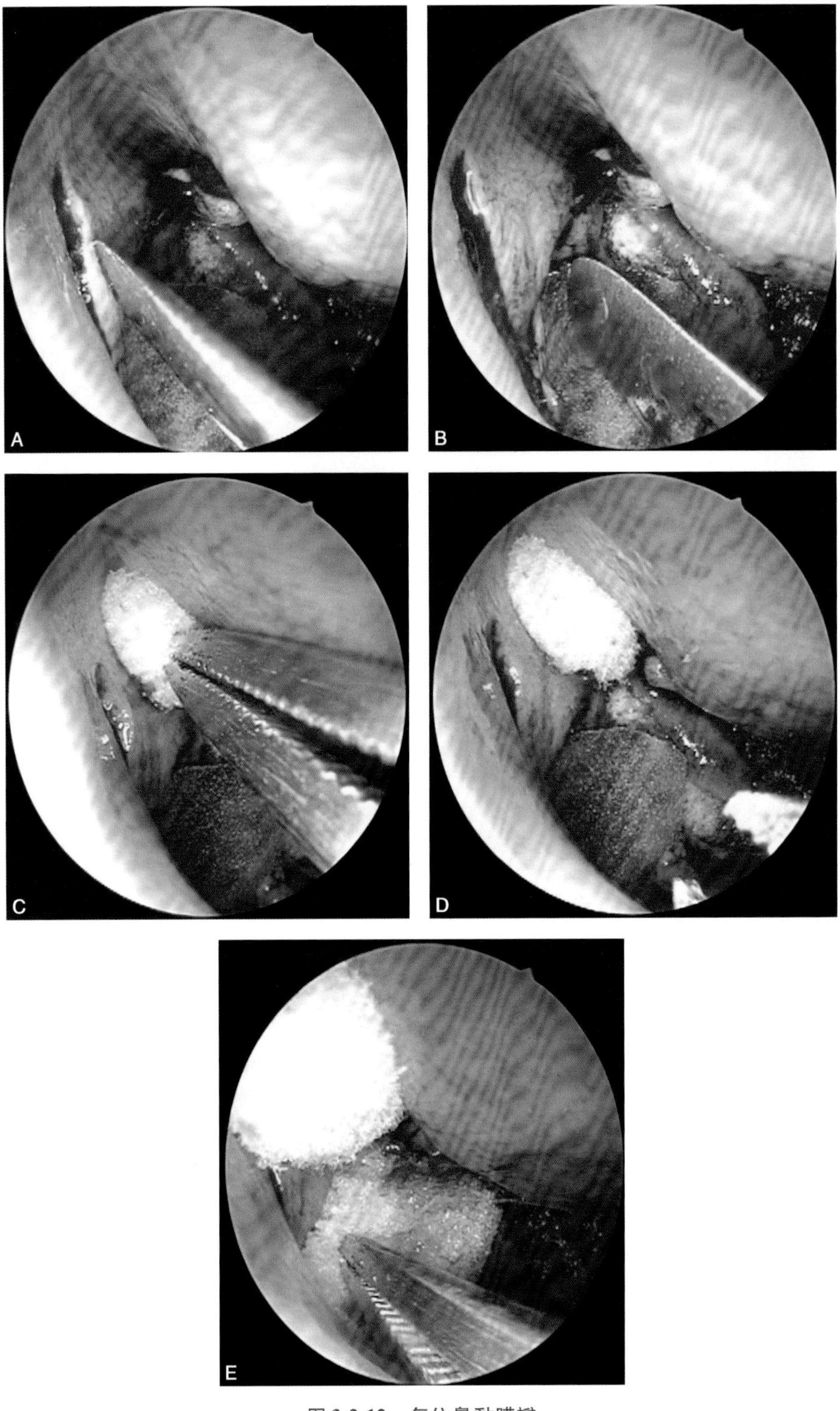

图 3-2-12　复位鼻黏膜瓣

A. 将上方鼻黏膜瓣复位,覆盖骨窗上方和前缘较厚裸露骨质;B. 将鼻黏膜瓣尽可能与泪囊前瓣贴近;C. 将明胶海绵卷送入鼻顶穹窿部固定上方鼻黏膜瓣;D. 上方鼻黏膜瓣贴附固定后之形态;E. 继续用明胶海绵填塞固定鼻黏膜瓣

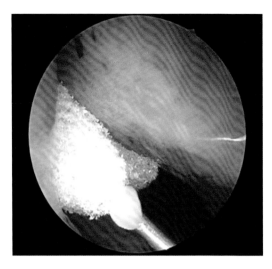

图 3-2-13　眼膏应用
往海绵里注入妥布霉素地塞米松眼膏使海绵成为眼膏的载体

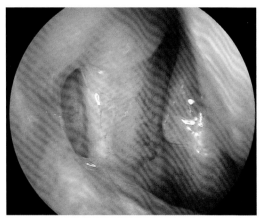

图 3-2-14　术后 6 个月随访
该病人术后 6 个月时吻合口图片

五、术后处理

术后鼻黏膜因为有膨胀海绵的压贴,出血的几率也很小,泪囊内有膨胀海绵的支撑,也不担心会塌陷和闭锁。术后第 6 天清理鼻腔,吻合口周围用明胶海绵轻轻敷贴,采用带冲洗针头的 5ml 注射器、自上泪小管向泪囊内注入妥布霉素地塞米松眼膏。鼻腔喷黏膜收缩剂,每日 2 次,持续 1 周。注意预防感冒,术后 2 周复查。

六、注意事项

1. 术前要评估病人泪囊的大小,怀疑小泪囊者在局麻生效后,再次行泪道探查,感觉泪小管和泪总管的情况,判断注水的泪囊是否有充盈感,小泪囊病人一般需要做一个大骨窗,10mm×10mm 或以上,在切开泪囊的时候,应该从中间挑起小心切开。

2. 泪小管和泪总管有阻塞或狭窄的病人,需要同时置入硅胶管。

3. 鼻甲明显肥大,影响手术,应该部分切除;有重度鼻中隔偏曲者,影响手术,应同时矫正鼻中隔偏曲,以提高疗效。

4. 术后感冒是导致复发的主要因素,务必嘱病人积极预防和治疗。

5. 放置膨胀海绵不能过大,否则容易膨大为"哑铃状",不容易取出。

（张将　秦伟）

第三节 缝 线 法

缝线法是指在 EEDCR 中,在内镜直视下对泪囊后瓣和鼻黏膜后瓣进行缝合的方法。

一、适应证

同本章第二节。

二、术前评估和准备

同本章第二节。

三、手术步骤

1. 麻醉 同本章第二节。

2. 手术操作 见图 3-3-1,图 3-3-2。泪囊后瓣和鼻黏膜后瓣进行缝合之前的手术步骤同本章第二节。

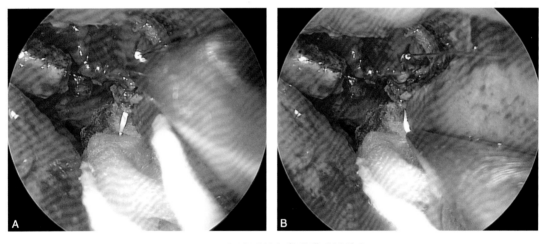

图 3-3-1 泪囊后瓣和鼻黏膜后瓣缝合
A. 用显微持针器将缝针自泪囊后瓣和鼻黏膜后瓣穿入;B. 夹持缝针尖部,自泪囊后瓣和鼻黏膜后瓣穿出

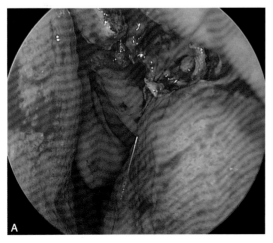 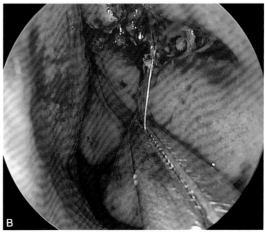

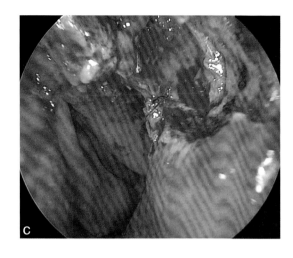

图 3-3-2　缝线打结
A. 缝线准备打结；B. 缝线打第一结；C. 缝线打结后，剪线，可见线结

四、术后处理

术前和术后应用抗生素各一次，止血药视情况而定。术后第 14 天，门诊复查，鼻腔换药。点抗生素滴眼液 2 周。

五、注意事项

1. 术前要评估病人泪囊的大小。

2. 泪小管和泪总管有阻塞或狭窄的病人，需要同时置入硅胶管。

3. 鼻甲明显肥大和（或）重度鼻中隔偏曲，影响手术时，应在 EEDCR 之前处理或同时处理。

（肖彩雯）

第四节　明胶海绵的应用

利用明胶海绵的止血作用和占位效应，撑开泪囊、压贴泪囊后瓣和鼻黏膜瓣，使之对合（吻合），减少了手术操作难度。在国内笔者最先采用该方法处理黏膜瓣，经临床观察，疗效可靠，并发症少。

一、适应证

同本章第二节。

二、术前评估和准备

同本章第二节。

三、手术步骤

1. 麻醉　同本章第二节。

2. 手术操作　见图 3-4-1～图 3-4-3。在鼻黏膜瓣和泪囊瓣制作完成前，方法和步骤同本章第二节。

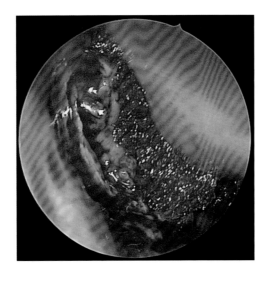

图 3-4-1 鼻黏膜瓣和中鼻甲之间填塞明胶海绵
在探针的引导下,将泪囊黏膜后瓣和鼻黏膜瓣对位,相互对合。先在鼻黏膜瓣和中鼻甲之间填塞明胶海绵

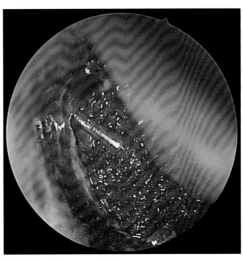

图 3-4-2 泪囊黏膜后瓣和鼻黏膜瓣对位部位填塞明胶海绵
在探针的引导下,在泪囊黏膜后瓣和鼻黏膜瓣对位部填塞明胶海绵,使之对合。并在泪囊黏膜前、后瓣之间,填塞少量明胶海绵,撑开前、后瓣

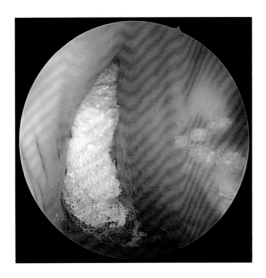

图 3-4-3 鼻腔填塞明胶海绵
保持探针的位置不变,继续在鼻腔填塞明胶海绵,起到止血和支撑作用。填塞完成之后,拔出探针

四、术后处理

因为有明胶海绵压贴在鼻黏膜和泪囊黏膜,术后很少出血。泪囊内有明胶海绵的支撑,也不担心会塌陷和闭锁。术前和术后应用抗生素各一次,止血药视情况而定。术后第 14 天,门诊复查时鼻腔换药,或冲洗泪道,冲出残余的明胶海绵。点抗生素滴眼液 2 周。

五、注意事项

1. 术前要评估病人泪囊的大小。

2. 泪小管和泪总管有阻塞或狭窄的病人,需要同时置入硅胶管。

3. 鼻甲明显肥大和(或)重度鼻中隔偏曲,影响手术时,应在 EEDCR 之前处理或同时处理。

4. 填塞明胶海绵,要在探针的引导下完成。

5. 术后预防感冒。

(秦　伟)

第五节　生物凝胶的应用

利用生物胶将泪囊黏膜和鼻黏膜进行粘合而替代缝线缝合的方法,具有手术时间短,恢复快等优点。

一、适应证

同本章第二节。

二、术前评估和准备

同本章第二节。

三、手术步骤

1. 麻醉　同本章第二节。

2. 手术操作　见图 3-5-1,图 3-5-2。

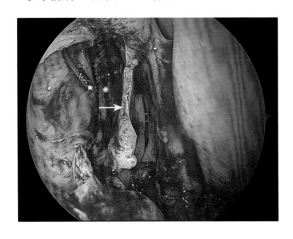

图 3-5-1　泪囊后瓣和钩突后方的鼻黏膜瓣对合
星形标识示钩突后方的鼻腔黏膜,虚线示两者的对合线。箭头示切除部分的钩突

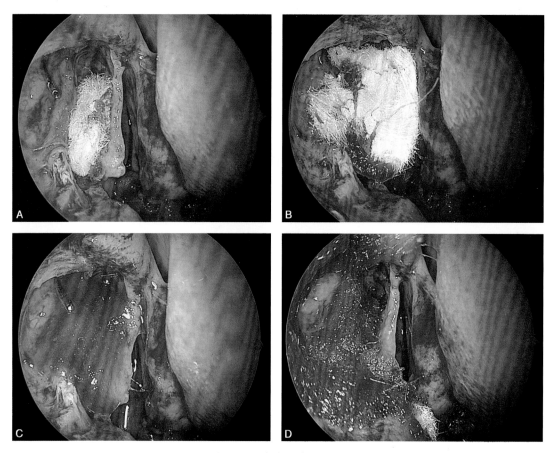

图 3-5-2 生物凝胶的应用

A. 先在钩突与泪囊后瓣之间填塞止血纱,在止血的同时,压紧黏膜瓣,为生物凝胶的应用打基础;B. 继续在泪囊后瓣的黏膜表面铺入止血纱,在其上滴生物凝胶;C. 依次按照后-上-前的顺序铺入生物凝胶,并浇注地塞米松注射液。生物凝胶表面浇注地塞米松注射液后,贴附在黏膜表面;D. 最后调整,使生物凝胶贴附在泪囊后瓣和鼻黏膜瓣对合部位

沿弧形骨窗切开泪囊,使泪道吻合口横截面最大化。向后的泪囊瓣与钩突后方的鼻腔黏膜吻合。

四、术后处理

术前和术后应用抗生素各一次,止血药视情况而定。术后第 14 天,门诊复查,鼻腔换药。点抗生素滴眼液 2 周。

五、注意事项

1. 术前要评估病人泪囊的大小。

2. 泪小管和泪总管有阻塞或狭窄的病人,需要同时硅胶插管。

3. 鼻甲明显肥大和(或)重度鼻中隔偏曲,影响手术时,应 EEDCR 之前处理或同时处理。

4. 切开钩突时需要注意保护后方的黏膜,避免撕脱或者切除。

5. 美乐胶遇血即凝,铺入时镊子需要擦拭干净。

（涂云海）

第六节 小切口技术

小切口技术是一种借助于专门设计的硅胶泪道引流支架来支撑造瘘口的方法,手术快速简便,出血少,特别适合 EEDCR 手术的初学者。

一、适应证

临床诊断为慢性泪囊炎,伴有以下一项阳性体征:①泪囊区指压征阳性;②冲洗泪道有大量分泌物反流;③泪囊造影显示大泪囊。

二、术前准备

同本章第二节。

三、手术步骤

1. 麻醉 同本章第二节。

2. 手术操作 见图 3-6-1 ~ 图 3-6-13。

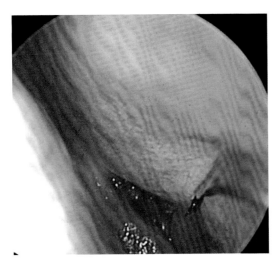

图 3-6-1 制作鼻黏膜切口
眼科隧道刀掰至 120°角度,在中鼻甲和下鼻甲中点做 1cm 长的平行黏膜切口

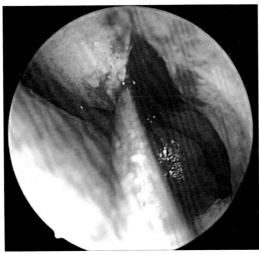

图 3-6-2 暴露骨质
用剥离子或吸引器头上下钝性分离鼻黏膜,暴露 5mm×5mm 区域骨质

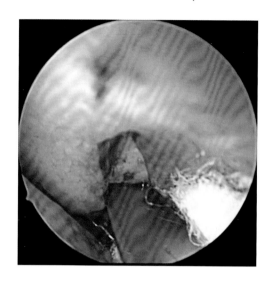

图 3-6-3 暴露泪颌缝
向下方分离,暴露出泪颌缝

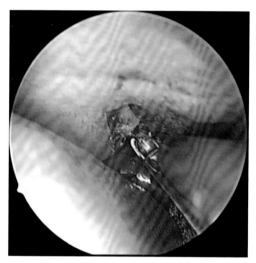

图 3-6-4 制作骨窗
用咬骨钳自泪颌缝进入,准备制作
骨窗

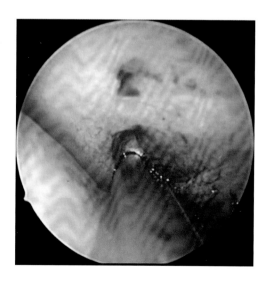

图 3-6-5 扩大骨窗
尽可能在暴露的区域(黏膜下)去除
骨质,扩大骨窗

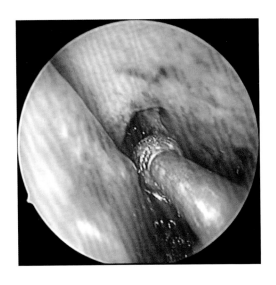

图 3-6-6 电钻修整骨窗
用电钻扩大和修整骨窗,边缘整齐,
便于黏膜的爬行,扩大至约 6mm×
6mm 大小

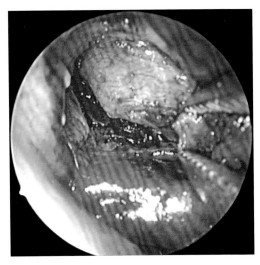

图 3-6-7 定位泪囊
清理骨窗周围碎骨片,止血后,自泪
小管插入探针,顶起泪囊内壁

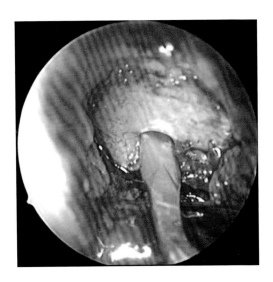

图 3-6-8 切开泪囊
助手用探针顶起泪囊内壁并把持稳
定,用隧道刀切开泪囊

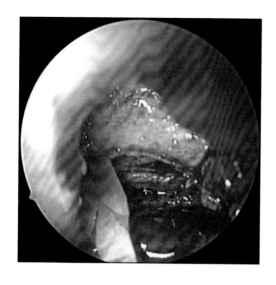

图 3-6-9　扩大泪囊切口
在内镜直视下,用隧道刀尽可能上下
扩大泪囊切口

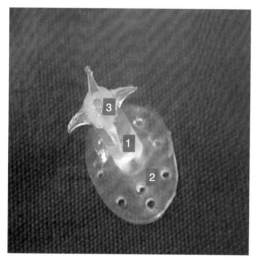

图 3-6-10　支架
用于小切口手术的硅胶引流支架

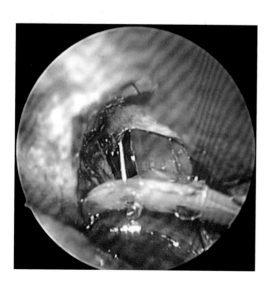

图 3-6-11　置入支架
在探针的指引辅助下,置入硅胶引流
支架

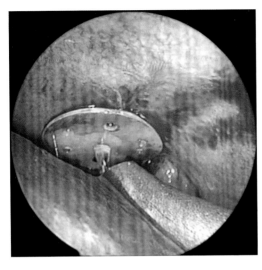

图 3-6-12　调整支架位置
整复黏膜使黏膜压贴在支架外盘下，并调整引流支架的位置至能看到中间引流孔顺利出水为止。术毕切口如有出血，可用明胶海绵填在引流支架外盘边缘

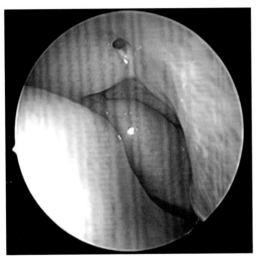

图 3-6-13　术后 12 个月随访
术后 3 个月时，取出支架。术后 12 个月时，记录吻合口形态

四、术后处理

1. 因为切口小，出血几率小，可安排日间手术。

2. 常规鼻腔喷药，每日 1 次。

3. 隔日冲洗泪道 1 次，连续 3 次。

4. 一般术后 3 个月拔管，如果发现有肉芽生长，可提前拔管，清理肉芽，并用抗代谢类药局部敷贴，并自泪小管注入妥布霉素地塞米松眼膏，继续抗炎药喷鼻，随访。

五、注意事项

小切口技术一定要严格掌握适应证：不能判定是大泪囊的病人，不适合；病史太久、血性分泌物病人，不适合；有未处理的鼻部病变，不适合。术后适当冲洗，防止出现"活塞"综合征。

（张　将）

第七节　EEDCR常见并发症及预防

EEDCR 的主要操作是在中鼻甲根部附近、泪囊所在区域的鼻腔进行,严重的并发症少见,较轻的并发症也应引起重视。

一、鼻部并发症

1. 鼻腔黏膜粘连　鼻腔粘连是 EEDCR 最常见的并发症(图 3-7-1～图 3-7-2),发生的主要原因是:①内镜操作不熟练,损伤正常鼻黏膜;②如果泪囊炎合并鼻中隔偏曲,手术时没有同期矫正,在狭小的空间进行手术,容易造成鼻黏膜损伤;电钻也容易引起鼻黏膜损伤(图 3-7-3);③术后感冒,未及时治疗,随访不及时。

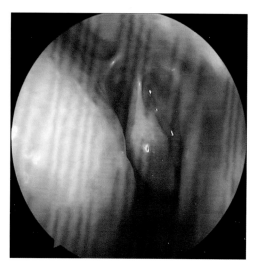

图 3-7-1　鼻腔黏膜粘连
中鼻甲根部上方的鼻腔外侧壁黏膜与鼻中隔黏膜发生粘连

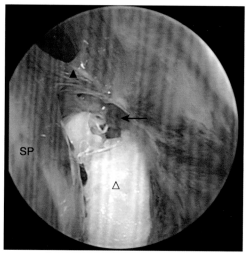

图 3-7-2　鼻腔黏膜粘连
EEDCR 术后 2 个月。▲:吻合口上方的鼻黏膜粘连;←:吻合口旁可见息肉样新生物;△:棉片;SP:鼻中隔

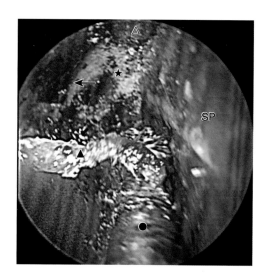

图 3-7-3　鼻黏膜被电钻卷起撕裂
▲:被电钻卷起撕裂的鼻黏膜;★:上颌骨额突;●:电钻;△:棉片;←:DCR 鼻黏膜切口;SP:鼻中隔

预防:精细操作,避免不必要的黏膜损伤,应尽量避免损伤吻合口以外的组织;中度以上鼻中隔偏曲应同期矫正;手术结束时用纳吸棉等可吸收材料将可能发生粘连的地方隔离开;术后预防感冒。

处理:对于早期发生的位于吻合口周围的异常粘连(图3-7-4),可以在复查时、在内镜下剪开粘连,用纳吸棉等材料使其隔开,能够不同程度改善(图3-7-5)。分离粘连后,鼻腔喷鼻黏膜减充血剂及鼻用激素类药物。对于不影响吻合口观察及不影响鼻腔功能的粘连,可以不予处理。

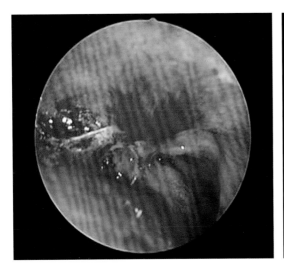 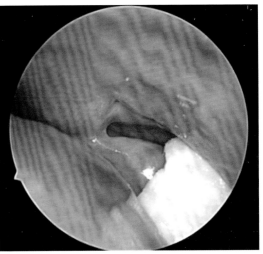

图 3-7-4 鼻腔早期粘连
术后 1 个月复查发现鼻腔粘连

图 3-7-5 鼻腔粘连处理后
与图 3-7-4 为同一病人。内镜下处理(分离粘连)后 3 个月复查,造口针孔样大小

2. 吻合口及其周围肉芽组织 吻合口内(图3-7-6)及其周围(图3-7-7)的肉芽组织比较常见,特别是较长时间置管的病人。

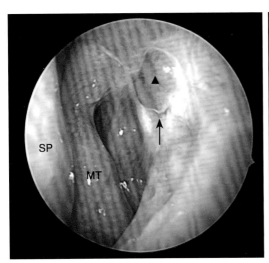 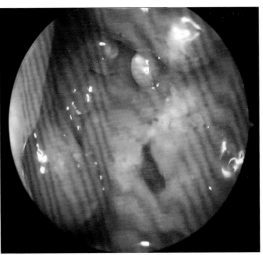

图 3-7-6 吻合口肉芽组织
吻合口被肉芽组织覆盖,仅露出吻合口边缘。▲:肉芽组织;←:DCR 吻合口边缘;MT:中鼻甲;SP:鼻中隔

图 3-7-7 吻合口内及周围肉芽组织
EEDCR 术后 2 个月,鼻腔黏膜充血,吻合口周围较多肉芽组织,影响吻合口观察

预防:骨窗应足够大,术中鼻黏膜、泪囊黏膜的保护及两者较好的对合,尽量避免骨质的大面积暴露,可减少黏膜肉芽组织的增生及瘢痕的形成,术后应用类固醇喷鼻剂,可减少肉芽组织增生。

处理:对于置入硅胶管的病人,长期留置硅胶管可能像异物一样刺激肉芽生长(图3-7-8),应视情况尽早拔除硅胶管。较小的肉芽组织,经局部应用类固醇药物,可自行缩小或消除;较大的肉芽组织或阻塞吻合口的肉芽组织,可在内镜下用血管钳等器械去除,然后辅助局部类固醇药物的应用。

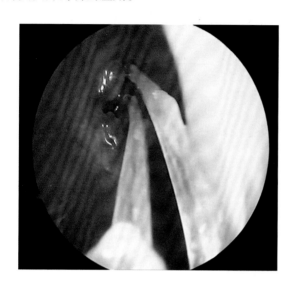

图 3-7-8　吻合口及其周围的肉芽组织形成
EEDCR 术后 1 个月,吻合口内有硅胶管,周围可见肉芽组织

3. 吻合口狭窄与闭锁　吻合口狭窄(图3-7-9)与闭锁常与泪囊损伤(图3-7-10)、骨窗过小(图3-7-11)、骨窗位置不当(图3-7-12)等黏膜瓣处理不当、泪囊过小、黏膜增殖能力强等因素有关。

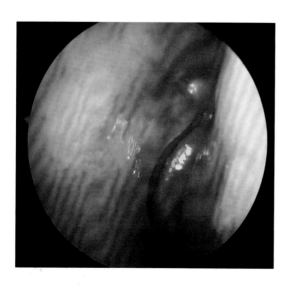

图 3-7-9　吻合口狭窄
EEDCR 术后 1 个月,发现吻合口狭小,接近闭锁

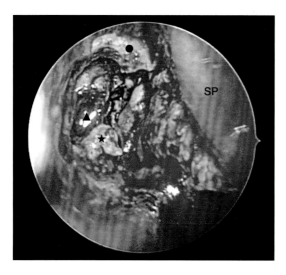

图 3-7-10 泪囊损伤
制作骨窗时,咬骨钳不慎咬伤泪囊。
▲:被咬伤的泪囊伤口;★:撕裂开的
泪囊壁黏膜;●:上颌骨额突;SP:鼻
中隔

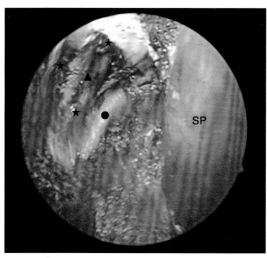

图 3-7-11 骨窗制作过小
▲:骨窗;★:上颌骨额突骨质;●:
被翻转到中鼻甲腋下的鼻黏膜;SP:
鼻中隔

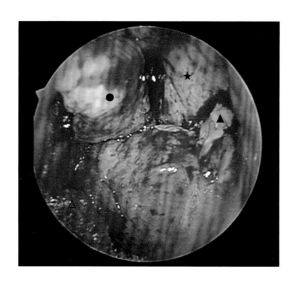

图 3-7-12 骨窗位置不当
内镜下 DCR 术后复发病人,重新剥
离鼻黏膜,暴露原骨窗后发现骨窗位
置过低。▲:过低的骨窗;★:上颌骨
额突;●:被剥离的鼻黏膜;△:棉片

预防:对于泪囊较小的病人骨窗可稍偏上,暴露出大部分泪囊,尽量保留黏膜,注重泪囊黏膜瓣的铺开,并与鼻黏膜瓣吻合,必要时置管。使用咬骨钳时,若感觉咬到软组织,则不要继续用力,查找到原因后再继续操作。使用骨钻时应避免跳钻,避免骨钻触碰到泪囊。手术时要尽量使泪囊囊腔位于骨窗的中心位置,骨窗边缘应平滑。

处理:术中发现骨窗位置不当时,应停止操作,重新定位。若术中发现骨窗过小,当即将骨窗扩大即可。鼻黏膜的较小损伤不影响手术,可不用处理。对于较大的损伤,尽量让鼻黏膜复位,鼻黏膜与泪囊瓣对合。术后黏膜水肿导致吻合口狭窄的病人局部应用类固醇药物,可置管预防吻合口闭锁;吻合口已阻塞的病人,可行泪囊造影了解残余泪囊情况后再次手术治疗。

4. 鼻出血 EEDCR 术中、术后少量渗血较为常见,偶见较大量出血者,多见于术后 24 小时内。迟发出血可发生在术后数月。术中出血如图 3-7-13。

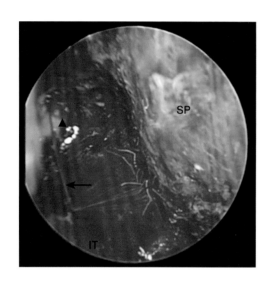

图 3-7-13 鼻出血
制作骨窗时,上颌骨额突骨质突发喷射性出血。▲:上颌骨额突骨质;←:处于喷射状态的血液;IT:下鼻甲;SP:鼻中隔

预防:术前控制血压。全麻病人术中控制性低血压,局麻病人术前应用镇静、镇痛药物,可减少术中出血。鼻黏膜局部浸润麻醉时,可在麻醉药液中加入适量肾上腺素。做切口时若遇到血管较丰富的鼻黏膜,可采用双极电凝止血。对于易出血的骨质,尽量采取骨钻打磨的方法制作骨窗。术毕检查鼻腔,电凝活动性出血点,填塞纳吸棉。术后 1 周往往是鼻腔痂皮脱落时间,应避免剧烈运动和弯腰憋气动作,控制血压,防止鼻腔干燥,及时复查清理鼻腔痂皮。

处理:对于普通出血或渗血,可用肾上腺素棉片压迫止血,或用明胶海绵填压。如有较大血管出血,可于内镜下电凝止血。对于骨质上空腔的出血,可用骨蜡或"打磨骨钻"研磨出血处,以达到止血的目的。术后出血,少许出血可以观察,较大的出血可进行鼻腔填塞止血,全身应用止血药物。

5. 泪池综合征(lacrimal sump syndrome) 为 EEDCR 的一个轻微并发症,由于泪囊内侧壁切开不当,在泪囊下部形成一个兜袋,泪液和分泌物等聚集(图 3-7-14),导致泪囊排空延迟,表现为溢泪症状。这时,泪道冲洗可以使之通畅。泪囊内侧壁下方切开,可以解决该问题。

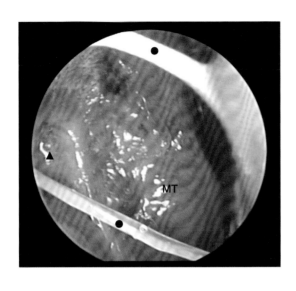

图 3-7-14 泪池综合征
EEDCR 术后 3 个月,造口处仍留存大量黏液粘液性分泌物。▲:泪囊内可见留存的分泌物;●:鼻腔分泌物;MT:中鼻甲

预防:术中避免在吻合口下方残留管腔。制作造口时,尽量让吻合口位于管腔靠下的位置。

处理:再次手术,扩大吻合口,去除吻合口下方的腔隙,避免腔隙内潴留分泌物。

6. 鼻窦炎 常见于钩突肥大的病例,术中损伤钩突或切除钩突不彻底,导致钩突与造口粘连,额窦、筛窦引流通道受阻,并发鼻窦炎(图 3-7-15),术后出现头疼、中鼻道脓性分泌物多等症状。

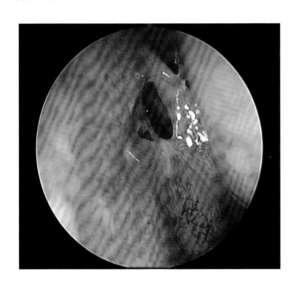

图 3-7-15 鼻窦炎
造口膜闭,鼻腔粘连,钩突水肿

预防:有条件的医院最好术前行泪囊影像学检查,对泪囊大小及泪囊后方的鼻丘气房,钩突等结构详细了解,做到心中有数。术中发现鼻丘气房过度气化的病人,应该去除鼻丘气房的前壁,术毕将鼻丘气房黏膜和鼻黏膜或泪囊黏膜进行贴合,保持鼻丘的开放。钩突过于肥大的病人,应切除钩突,术毕检查上颌窦自然口和额隐窝处是否有阻塞。

7. 脑脊液鼻漏 由于泪囊窝和颅底解剖接近,有发生的可能,但发生率很低。通常筛骨板在泪囊窝上缘 3mm 处,所以,在其上方的手术操作增加了脑脊液鼻漏的风险。

预防:对于已知或可疑解剖异常的病人,特别是有外伤、肿瘤、异物等的病人,需更为谨慎。在操作过程中,避免位置过高。制作骨窗时,用锋利的咬骨钳,避免钝的咬骨钳的扭转或摇摆导致去除的骨片过大,累及颅底。

处理:术中发生时,可用组织材料(如颅骨骨膜、颞肌筋膜)来封闭硬脑膜破裂口。对于术后发现的脑脊液漏,让病人卧床休息,保持头部约30°高位,避免咳嗽、擤鼻等增高颅内压的动作。可请神经外科会诊,必要时腰穿引流维持低的颅内压,促进漏口的自行修复与闭合,保守治疗方法可以治愈85%~100%的病人。对于保守治疗无效的病人可施行修复漏口的手术。

二、眶部并发症

1. 眼周皮肤瘀斑　眼周皮肤瘀斑(图3-7-16)在DCR术后常见。

预防:制作骨窗时,前缘不宜太靠前,使眼周软组织暴露,术中注意止血。

处理:术后早期冰敷,有助于皮肤瘀斑局限,逐渐自行消退。

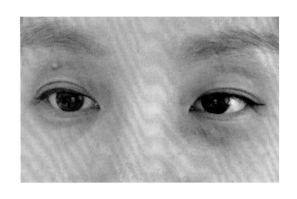

图3-7-16　眼周皮肤瘀斑
EEDCR术后左眼下睑周围皮肤呈紫红色

2. 皮下气肿或眼眶气肿　较少见。术后病人打喷嚏、或用力擤鼻涕是常见诱因。

预防:告知病人术后10天内不要擤鼻,以免增加鼻腔压力,引起软组织气肿。

处理:随访,通常可自行消失。当有感染风险时,应用抗生素。

3. 眶蜂窝织炎　发生率非常低。

预防:对于术前有鼻窦炎、术中筛窦开放等潜在感染风险的病人,可预防应用抗生素。术中开放前筛窦时,注意清理组织,避免阻塞窦口。鼻腔填塞物不宜长期放置。

处理:抗感染治疗。根据情况,清除鼻腔填塞物,开放鼻窦窦口。

（刘　荣　秦　伟　谢杨杨　张　将）

第八节　EEDCR研究进展

EEDCR是指借助内镜、经鼻实施DCR。类似于传统DCR,其目的旨在绕过鼻泪管的阻塞部分,形成泪囊和鼻腔之间的永久性开放。该手术适用于鼻泪管阻塞、慢性泪囊炎、或复发性泪囊炎等。急性泪囊炎在感染控制后也可采用该术式。

一、争议点和新认识

1. 麻醉　许多外科医生选择在全麻下手术。Sagiv等报告139例全麻手术,成功率为

96.7%。但是,在局麻和镇静下同样可以完成手术。局麻手术前,鼻腔填塞不同浓度的利多卡因和肾上腺素(1:200 000,1:100 000,1:30 000,1:10 000)浸润的脑棉片,可以帮助收缩血管。

2. 光学引导　采用20G玻璃体切割机用光纤,通过上泪点进入,定位泪囊。切开鼻黏膜、泪囊时,有定位的价值。

3. 内镜选择　通常使用0°内镜,但是在鼻中隔偏曲的病例,可以选用30°的内镜来增加泪囊区的可视程度。

4. 激光切口　采用多种不同波长的激光切割鼻黏膜,如高能量的蓝色氩气激光、磷酸钛钾激光和二氧化碳激光。这些激光在切口附近产生炭化,需要在手术的后期进行仔细的清洗和清创。

5. 咬骨钳和电钻的选择　目前,大部分的手术使用Blakesley或Takahashi钳。用咬骨钳去除泪骨。较厚的上颌骨前突采用3mm电钻钻开。Janakiram采用kerrison咬骨钳的手术成功率为87.88%,采用电钻的手术成功率为90.9%,两种方法的手术成功率和并发症无统计学差异。

6. 鼻黏膜形状　Shin等对扁平形、包形和冰铲形鼻黏膜瓣进行对比研究,手术成功率分别为:73.7%、91.9%和97.8%。

7. 黏膜瓣缝合　Tachino等研究发现,EEDCR鼻黏膜瓣和泪囊黏膜瓣缝合组的手术成功率为97.9%,不缝合组的手术成功率为78.6%。表明鼻黏膜瓣和泪囊黏膜瓣缝合是稳妥的处理鼻黏膜的方法。

8. 合成聚氨酯树脂泡沫　是一种新的填充材料,类似术中应用的明胶海绵等,起支撑作用。

9. 透明质酸的应用　Park等研究发现,应用透明质酸组的解剖成功率为96.2%、功能成功率为93.3%,而对照组的解剖成功率为86.6%、功能成功率为85.2%。透明质酸组的术后粘连、结痂、感染率和再手术率低。

10. 硅胶插管　将硅胶管引入上、下泪小管,然后利用止血钳将其从鼻腔拉出。Harugop等发现,EEDCR插管的手术成功率为96%,不插管的为93.3%。12项RCT研究表明,EEDCR插管的手术成功率明显好于不插管者。

11. 丝裂霉素　丝裂霉素的使用一般采用棉球吸取0.2mg/ml的溶液,并置于造孔的边缘10分钟。Camara主导的一项研究中,123例在激光辅助的泪囊鼻腔吻合术中接受丝裂霉素辅助治疗。这些病人平均被观察了51个月,使用丝裂霉素的手术成功率为99.2%,而没有使用的成功率只有89.6%。

12. 双侧同期手术　Bayraktar和Bayraktar等的研究发现,双侧同时手术的手术成功率高,花费少,并发症发病率低。

13. 如何提高疗效　Fayet和Kim等的研究发现,钩突切除术、鼻中隔成形术和中鼻甲前部切除术有助于泪总管形成最佳的间隙和最终的手术成功。

二、内路与外路DCR比较

外路DCR在治疗鼻泪管阻塞性疾病中仍然是功能恢复的金标准。Dolman等的回顾性研究是最大样本的关于内、外路DCR的分析,外路手术成功率为90.2%,EEDCR成功率为89.1%。

近年来,内镜等仪器设备的进步,使 EEDCR 技术越来越流行。EEDCR 可以减少对内眦肌腱和泪囊生理泵功能产生影响的风险,面部无疤痕,这对于美容要求较高的病人很重要。EEDCR 的术后恢复快,术后并发症的发生率也较低,如出血、脑脊液漏等。严重的并发症包括眼眶和皮下气肿、眼球后出血、内直肌麻痹和眼眶脂肪疝等,这些并发症不管在内路还是外路手术中均极其罕见。EEDCR 可以帮助诊断和处理一些相关问题,如鼻中隔偏曲、鼻窦疾病和鼻甲肥大等。EEDCR 在二次 DCR 中也有重要作用,在骨窗处有瘢痕形成的病人中,利用内镜更容易完成修复,病人也更乐于接受这种不会产生可见的额外切口的修复方式。与外路 DCR 相比,EEDCR 的价格贵,设备价格也高,EEDCR 手术技巧的学习难度也大。

在过去的 10 年,由于技术的进步,内、外路手术的成功率差异在减小。我们认为,对于术式的选择主要依靠外科医生的判断、设备条件及病人的选择。

（王　浩　秦　伟）

参 考 文 献

1. 韩德民. 鼻内镜外科学. 北京. 人民卫生出版社,2001.

2. Struck HG,Tost F. Postoperative complications of Toti DCR dacryocystorhinostomy. An indication for canalicular surgery. Ophthalmologe,1999,96(7):443-447.

3. McDonogh M,Meiring JH. Endoscopic transnasal dacryocystorhinostomy. J Laryngol Otol,1989,103(6):585-587.

4. 周文光,周玫,李泽卿,等. 鼻内泪囊鼻腔造孔术的初步体会. 金陵医院学报,1994,7(3):298.

5. 周兵,唐忻,黄谦,等. 鼻内窥镜下泪囊鼻腔造孔术及影响预后的因素分析. 耳鼻喉-头颈外科,1995,2(4):204-207.

6. Kirtane MV,Lall A,Chavan K,et al. Endoscopic dacryocystorhinostomy with flap suturing. Indian J Otolaryngol Head Neck Surg,2013,65(Suppl 2):236-241.

7. Sagiv O,Rosen N,Priel A,et al. Dacryocystorhinostomy（DCR）under local anesthesia. Harefuah,2015,154(2):110-3,136,135.

8. Janakiram TN,Suri N,Sharma SB. Modified approach to powered endoscopic dacryocystorhinostomy. J Laryngol Otol,2016,130(3):261-264.

9. Shin HJ,Woo KI,Kim YD. Factors associated with rhinostomy shape after endoscopic dacryocystorhinostomy. Clin Otolaryngol,2017,42(3):550-556.

10. Tachino H1,Fujisaka M,Fuchizawa C,et al. Endonasal flap suture-dacryocystorhinostomy（eFS-DCR）:a new surgical technique for nasolacrimal duct obstruction（NLDO）. Acta Otolaryngol,2015,135(2):162-168.

11. Park J,Lee J,Jang S,et al. Effectiveness of sodium hyaluronate（Protad）application in endoscopic endonasal dacryocystorhinostomy. Can J Ophthalmol,2017,52(2):192-197.

12. Harugop AS,Mudhol RS,Rekha BK,et al. Endonasal dacryocystorhinostomy:a prospective study. Indian J Otolaryngol Head Neck Surg,2008,60(4):335-340.

13. Camara JG1,Bengzon AU,Henson RD. The safety and efficacy of mitomycin C in endonasal endoscopic laser-assisted dacryocystorhinostomy. Ophthal Plast Reconstr Surg,2000,16(2):114-118.

14. At'kova EL,Ramenskaya GV,Root AO,et al. Mitomycin C after endoscopic endonasal dacryocystorhinostomy. Vestn Oftalmol,2017,133(5):16-23.

15. Bayraktar C,Karadağ AS,Doğan S,et al. Simultaneous bilateral endonasal endoscopic dacryocystorhinostomy:a low cost,fast,and successful method. J Craniofac Surg. 2016;27(8):e726-e728.

16. Fayet B,Racy E. Endo-dacryocystorhinostomy,middle turbinate and uncinate process. J Fr Ophthalmol,2014,37(4):271-272.

17. Dolman PJ. Comparison of external dacryocystorhinostomy with nonlascr endonasal dacryocystorhinostomy. Ophthalmology,2003,110(1):78-84.

18. Wong WK,Dean S,Nair S. Comparison between endoscopic and external dacryocystorhinostomy by using the Lacrimal Symptom Questionnaire:A pilot study. Am J Rhinol Allergy,2018,32(1):46-51.

19. Eftekhari K,Kozin ED,VanderBeek BL. Revision Surgery After Dacryocystorhinostomy in a National Cohort. JAMA Ophthalmol,2018,136(1):94-95.

20. Coumou AD,Genders SW,Smid TM,et al. Endoscopic dacryocystorhinostomy:long-term experience and outcomes. Acta Ophthalmol,2017,95(1):74-78.

21. Peng W,Tan B,Wang Y,et al. A modified preserved nasal and lacrimal flap technique in endoscopic dacryocystorhinostomy. Sci Rep,2017,7(1):6809.

22. Syed MI,Hendry J,Cain AJ,et al. Endonasal dacryocystorhinostomy with and without stenting. Ann R Coll Surg Engl,2014,96(2):173.

23. Miglior ME. Endoscopic evaluation and management of the lacrimal sump syndrome. Ophthal Plast Reconstr Surg,1997,13(4):281-284.

第四章　内镜泪道旁路手术

泪道旁路手术是指在原有的泪液排出通道之外、在内眦和鼻腔之间建立新的泪液排出通道。适用于其他技术无法在原有泪道上再通、各种原因引起的膜性泪道阻塞或缺如等情况，是一种借助内镜技术来完成的泪道旁路手术，尚未见文献报道。本章主要介绍内镜辅助人工泪管植入术和内镜辅助结膜鼻腔吻合术。

第一节　内镜辅助人工泪管植入术

一、适应证

其他技术无法在原有泪道上再通的膜性泪道阻塞或缺如，如：泪囊摘除术后、先天性无泪道、上下泪小管均严重阻塞、泪囊纤维化、经探查发现无法修复的泪道断裂、面瘫后功能性溢泪等。手术应具备的条件有：眼表结构正常，结膜囊无炎症、瘢痕、新生物等，结膜囊大小适合行泪道旁路手术。

二、术前准备

术前做鼻腔检查，了解鼻中隔、中鼻甲、钩突位置等鼻腔情况，有重度鼻中隔偏曲、中鼻甲肥大的病人，应该有联合鼻中隔矫正的手术预案，术前一天开始鼻腔喷用曲安奈德等激素类鼻喷雾剂，每日 2 次。术前谈话，让病人充分了解手术原理和术中关键步骤。

三、手术技术

1. 麻醉　体位、消毒、铺巾如前面章节所述，中鼻道及总鼻道填塞浸有盐酸奥布卡因滴眼液和肾上腺素混合液（5∶1）的脑棉片。眼科球后针头抽取 2% 利多卡因（含 1∶100 000 肾上腺素稀释液）分别做结膜浸润麻醉和筛前神经、眶下神经阻滞麻醉。内镜下抽出鼻腔填塞的脑棉片，并用带线膨胀海绵填塞下鼻道，防止液体流入咽部。在中鼻甲根部及鼻丘部位局部浸润麻醉鼻黏膜。

2. 手术操作　见图 4-1-1 ～ 图 4-1-14。

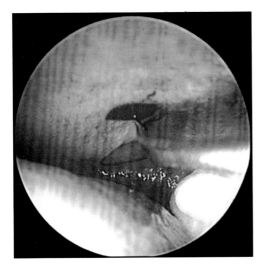

图 4-1-1 黏膜切口
用眼科隧道刀自下鼻甲和中鼻甲之间、由钩突向前做黏膜切口,长约 6~8mm

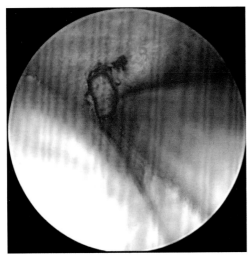

图 4-1-2 去除骨质
上下分离黏膜后,用咬骨钳自泪颌缝开始去除部分上颌骨额突骨质

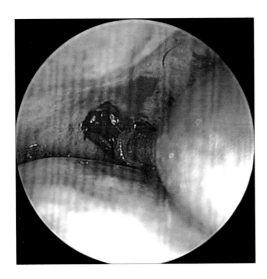

图 4-1-3 形成骨窗
配合骨钻打磨骨窗,形成一个约 5mm×5mm 的骨窗

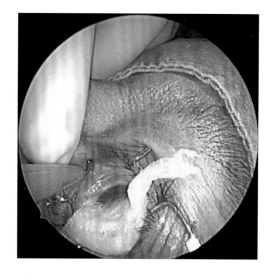

图 4-1-4 切开结膜
用隧道刀自泪阜与皮肤的夹角处向内下方刺入,切开结膜

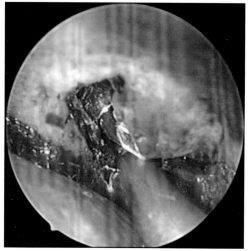

图 4-1-5 制作隧道
用骨科克氏针(直径 3.5mm)自泪阜向中鼻道做隧道

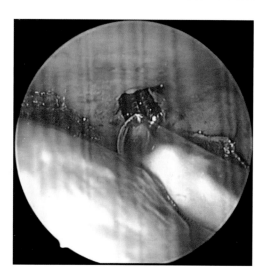

图 4-1-6 扩大隧道内径
用血管钳自泪阜切口进入,顺势扩大隧道内径,将 5cm 长输液管自鼻腔内口、用血管钳拉入隧道

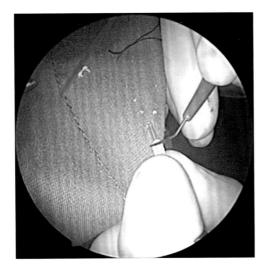

图 4-1-7 准备人工泪管
测量泪阜至中鼻道距离,选择合适长度的人工泪管,并削去多余部分的包裹材料,以免植入后有包裹材料的外露

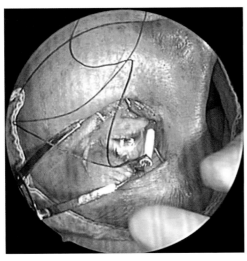

图 4-1-8 人工泪管系线
将人工泪管上端系上丝线,安放在剪开的输液管里,准备将人工泪管拖入隧道

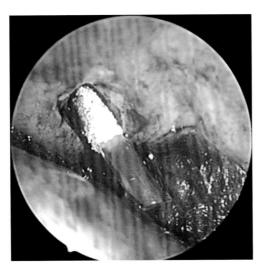

图 4-1-9 调整人工泪管
人工泪管送入隧道后,调整角度和位置,防止抵触鼻中隔及下鼻甲上缘

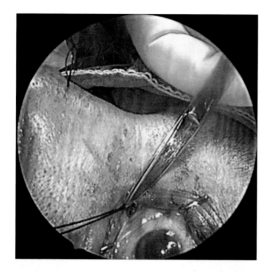

图 4-1-10 缝线固定人工泪管外口
缝合人工泪管上口边缘的结膜,使之束紧在管沿下,并剪去预置丝线

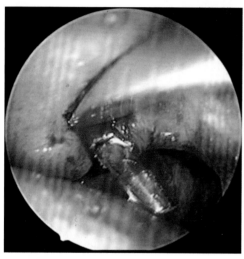

图 4-1-11 鼻黏膜处理
整复鼻黏膜,尽可能不让人工泪管的包裹材料外露

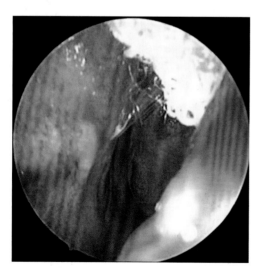

图 4-1-12 固定人工泪管内口
碘仿纱条填压鼻黏膜,并利用纱条的填塞来固定人工泪管内口的位置

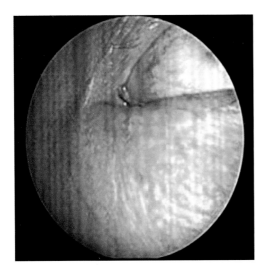

图 4-1-13 术后复查内眦部
术后 2 年复查时的内眦部,人工泪管外口的
位置良好

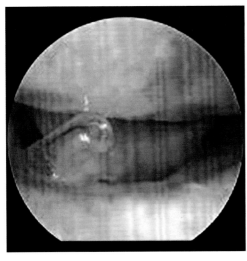

图 4-1-14 术后复查鼻腔
术后 2 年复查时的鼻腔,人工泪管内口的位
置良好

四、术后处理

术后 1 周清理鼻腔。鼻腔常规应用盐酸赛洛唑啉鼻用喷雾剂 1 周,曲安奈德 1 个月。术后 1 个月、3 个月、6 个月复查,以后不定期随访。每天早晨内眦部结膜囊滴妥布霉素滴眼液,然后用力擤鼻,使晚上卧位状态下进入人工泪管内的分泌物进入鼻腔。

五、注意事项

术中尽可能减少金属器械对人工泪管的接触,防止人工泪管破碎。骨窗尽可能做大,能够使我们有机会调整人工泪管的位置和角度。确保人工泪管外口在内眦处的顺应性更好一些,减少术后产生肉芽组织的几率。术后随访中有可能出现人工泪管上移和下坠的现象,可以进行调整。

第二节 内镜辅助结膜鼻腔吻合术

一、适应证

同第四章第一节。

二、术前准备

同第四章第一节。

三、手术技术

1. 麻醉 同第四章第一节。

2. 手术操作 见图 4-2-1 ~ 图 4-2-16。

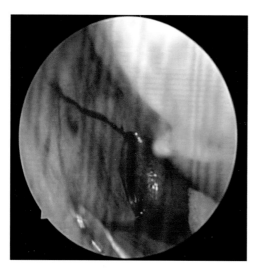

图 4-2-1 制作鼻黏膜瓣
用隧道刀做以钩突为基底的鼻黏膜瓣,约 10mm × 10mm 或 8mm × 8mm 大小

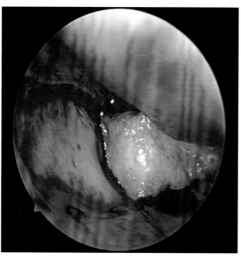

图 4-2-2 暴露泪囊窝骨质
剥离子分离鼻黏膜,暴露泪囊窝骨质

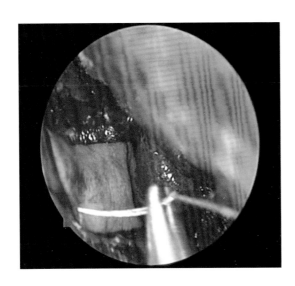

图 4-2-3 制作骨窗
用咬骨钳和骨钻制作骨窗,约 10mm×
10mm 或 8mm×8mm,然后在鼻黏膜
瓣上做预置缝线

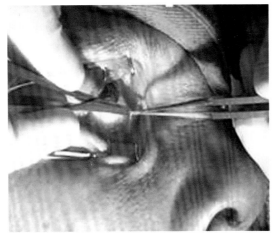

图 4-2-4 制作结膜瓣
做以泪阜为基底的结膜瓣,约 4mm×
5mm 大小,并切除部分泪阜

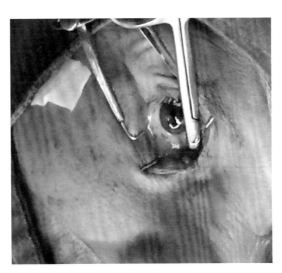

图 4-2-5 制作隧道
结膜瓣预置缝线后,在内镜观察鼻腔
的前提下,采用眼科剪经内眦部结
膜,做内眦到中鼻道骨窗的隧道

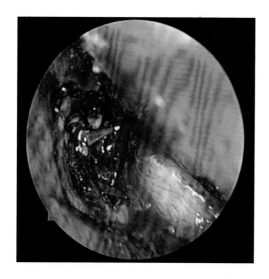

图 4-2-6　扩大隧道内口
剪刀钝性分离扩大隧道内口

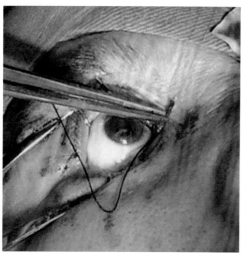

图 4-2-7　鼻黏膜瓣的处理
用记忆钢丝牵引探针进入隧道，
送入一根丝线至鼻腔，准备将鼻
黏膜预制缝线牵引至结膜囊，并
将鼻黏膜瓣自隧道拉入结膜囊

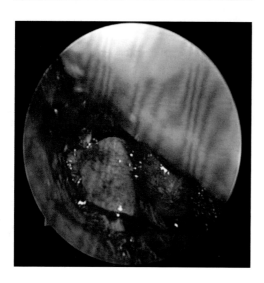

图 4-2-8　鼻黏膜瓣进入隧道
鼻黏膜瓣牵引至隧道内

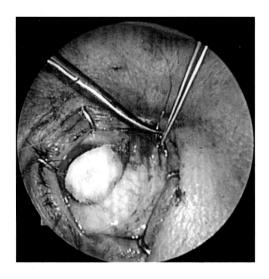

图 4-2-9　鼻黏膜瓣与球结膜缝合
鼻黏膜瓣拉入结膜囊后与球结膜创缘缝合固定

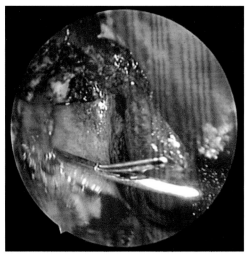

图 4-2-10　牵引泪道探针
再次自隧道内送入牵引泪道探针,准备将结膜瓣牵引至隧道内

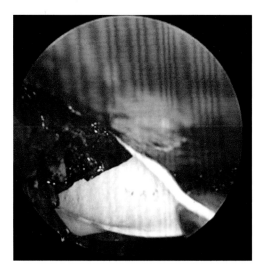

图 4-2-11　橡胶皮片拉入隧道
在尚无类似的商业化产品、经医院伦理委员会批准的条件下,暂时采用医用、无菌橡胶手套制作大小约6mm×20mm引流橡胶皮片,拉入隧道内,起引流和支撑的作用

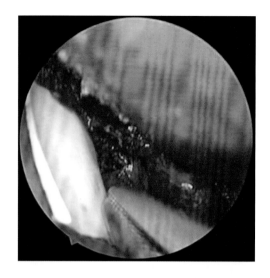

图 4-2-12 橡胶皮片复位
橡胶皮片复位保护骨窗前缘创面

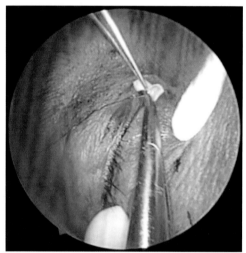

图 4-2-13 引流皮片缝合固定
引流皮片缝合固定在内眦部皮肤上

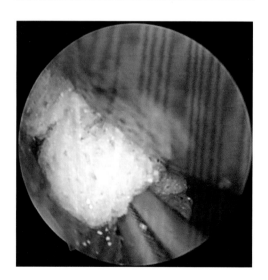

图 4-2-14 明胶海绵的应用
鼻腔创面填塞明胶海绵,止血、支撑
和保护创面

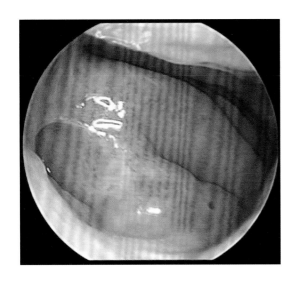

图 4-2-15　术后 2 年随访
术后 2 年随访,内口开放好

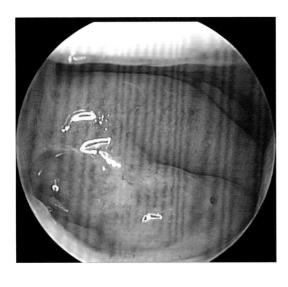

图 4-2-16　术后 2 年泪液排泄试验(DDT)
术后 2 年随访,在结膜囊内滴荧光素后,内口
处可见黄色的泪液流出

四、术后处理

同第四章第一节。

五、注意事项

鼻黏膜瓣和骨窗需大于 8mm×10mm。保持鼻黏膜的完整性也很重要。结膜瓣在人造泪道上口处向隧道内翻转,上皮面朝向隧道,然后将牵引结膜瓣的 0/6 可吸收线缝合在鼻腔外侧壁的黏膜上,结膜沿隧道生长,因此,结膜瓣可以偏小,不要求铺满隧道。如果结膜瓣过大,并发症随之增加,如斜视等。术后应用曲安奈德类药物喷鼻同样重要,具有减轻鼻黏膜水肿,减少肉芽组织形成等作用。

（张　将）

参 考 文 献

1. Na J,Lee S,Park J,et al. Surgical outcomes of endonasal conjunctivodacryocystorhinostomy according to jones tube location. J Craniofac Surg,2017,28(5):e500-e503.

2. Ahn ES,Dailey RA,Radmall B. The effectiveness and long-term outcome of conjunctivodacryocystorhinostomy with frosted Jones tubes. Ophthal Plast Reconstr Surg,2017,33(4):294-299.

3. Chang M,Lee H,Park M,et al. Long-term outcomes of endoscopic endonasal conjunctivodacryocystorhinostomy with Jones tube placement:a thirteen-year experience. J Craniomaxillofac Surg,2015,43(1):7-10.

4. Park MS,Chi MJ,Baek SH. Clinical study of endoscopic endonasal conjunctivodacryocystorhinostomy with Jones tube placement. Ophthalmologica,2007,221(1):36-40.

5. 任意明,蒋炜,邱敏,等.无皮肤切口 Medpor 义管植入泪道旁路术的临床分析.局解手术学杂志,2014,23(2):138-139.

第五章 内镜在新生儿、婴幼儿泪道疾病中的应用

第一节 内镜辅助泪道探通与插管术

先天性鼻泪道阻塞发病率为1%~6%,早产儿发病率更高,其中1/4~1/3为双侧发病。泪道发育中,鼻泪管形成最迟。出生时鼻泪管下端发育不全,仍有残留膜状物阻塞(一般在出生数月内可自行开通)。

一、术前检查

术前应详细向家长询问病史,如溢泪的起始时间、病程长短及严重程度,眼部感染或面部创伤病史对诊断也至关重要。在明确泪道阻塞为溢泪原因之前,应排除其他因素,例如先天性青光眼,最初症状可为溢泪。详细询问病史及裂隙灯检查可发现青光眼等其他征象,如畏光、睑痉挛、角膜后弹力层中断、眼球增大或角膜水肿等。

常规行双目检眼镜或裂隙灯检查。眼部检查包括:确定眼睑及睫毛位置,记录泪小点通畅情况,明确角膜透明度及角膜直径。裂隙灯检查有助于排除以下情况:睑内翻、睑外翻、倒睫、双行睫、眼睑赘皮、泪小点闭锁、结膜炎、异物,以及一些更少见的疾病,如Duane眼球后退综合征引起的鳄鱼泪。

改良荧光素染色清除试验是一种评估泪道系统完整性的简易方法。首先在穹窿处滴一滴0.5%丙美卡因,然后滴1~2滴2%荧光素溶液。在正常泪道引流系统中,荧光素通常在10分钟内从泪湖中排出。在不完全黑暗的房间中,用裂隙灯钴蓝光定性比较双侧荧光素排出率。试验时需家长陪同。荧光素排出延迟,提示存在泪道引流系统受阻。如果存在鼻泪管阻塞,目测可见泪湖明显、溢泪、睫毛粘连或泪囊膨胀。轻压泪囊区可使泪囊脓性分泌物溢出。记录分泌物自上泪点、下泪点溢出,或两者都有,这是泪小管是否通畅的证据。

二、泪囊按摩

鼻泪管阻塞的最佳治疗方案为泪囊按摩联合抗生素滴眼液点眼,增加黏液脓性分泌物排出。正确按摩方法为,家长将示指放于患儿内眦韧带上,向鼻下方施加压力,提高泪囊的静水压。按摩前需修剪指甲,避免损伤患儿眼部组织。每日按摩4次,每次10~15分钟。按摩后,点用妥布霉素滴眼液,每日4次。已证实泪囊按摩可使鼻泪管阻塞的远端膜闭自发再通。

三、鼻泪管探通术

在有条件的医院,在泪囊内可采用泪道内镜辅助。在鼻腔,可采用内镜辅助,使操作在直视下进行。

1. 探通的时机　按摩+药物治疗无效的鼻泪管阻塞患儿,可考虑行泪道探通术。出生后 6～12 个月是泪道探通术的最佳时机,该时间段大部分患儿既可自发再通,又能确保泪道探通术的有效性。

2. 探通的方式　初次泪道探通术的另一个争议是,在患儿被束缚的情况下进行,还是在全麻下进行。目前更倾向于全麻,操控性更佳,允许术中做综合性检查,能避免下鼻甲骨折。

3. 特别告知　由于对泪道探通术的时机及方式尚未达成共识,需要充分告知家长患儿的鼻泪管阻塞存在自发再通的可能性,另一方面,还应告知以下情况:出生后 6～12 个月,在不做任何治疗的情况下,鼻泪管阻塞患儿合并出现急性化脓性泪囊炎或泪囊脓肿的概率增加;出生后 13 个月后,鼻泪管阻塞患儿的泪道探通的成功率下降。

4. 器材准备　探通术需要的器材(图 5-1-1)包括鼻窥器、冲洗针头、Freer 骨膜剥离子、枪状镊、眼科镊、泪点扩张器、Bowman 探针,以及纱布、清洁吸引管、2% 荧光素染料、灌注插管、鼻雾化器和盐酸奥布卡因滴眼液、光纤头灯、小型放大镜等。

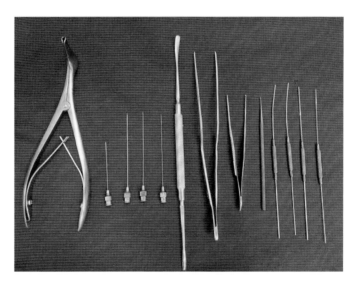

图 5-1-1　探通术需要的器材
自左向右分别为:鼻窥器、4 种型号的冲洗针头(4 个)、Freer 骨膜剥离子、枪状镊、眼科镊、泪点扩张器、4 种型号的 Bowman 探针(4 个)

5. 操作步骤　进入手术室后,由麻醉师行气管内插管和静脉麻醉。在鼻腔内喷盐酸奥布卡因滴眼液,用光纤头灯、小型放大镜、鼻窥器和枪状镊将一条浸润了盐酸奥布卡因滴眼液的脑棉片放在下鼻甲周围。棉片在放入鼻腔前应挤压出多余的溶液,以避免毒性反应。盐酸奥布卡因滴眼液可用于新生儿或虚弱的患儿。

手术操作见图 5-1-2～图 5-1-8。

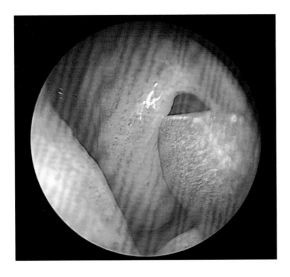

图 5-1-2　下鼻甲处理
下鼻甲肥厚影响操作，用 Freer 骨膜剥离子的钝头将下鼻甲向鼻中隔方向轻轻折断

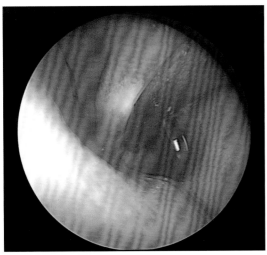

图 5-1-3　下鼻甲移位
骨膜剥离子的尖端插入下鼻甲下方，对下鼻甲轻轻施加压力，直到有裂开的感觉。用双手进行该动作，动作应缓慢、平稳，以免损伤鼻中隔

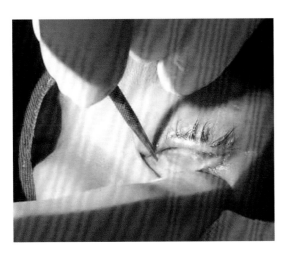

图 5-1-4　泪点扩张（垂直部）
用泪点扩张器分别扩开上、下泪点，从泪小管垂直部进入

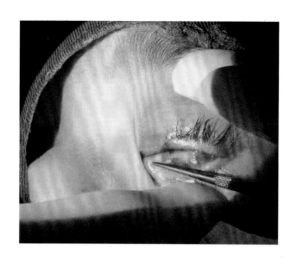

图 5-1-5 泪点扩张(水平部)
垂直部进入后,向泪小管水平部深入,分别扩开上、下泪点备用

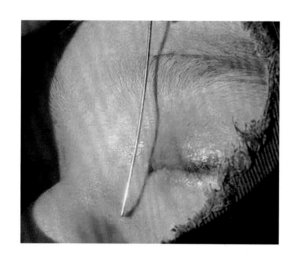

图 5-1-6 探针准备(制作弧度)
将 8 号探针轻轻弯曲到一个平滑的曲度,使其容易进入到鼻泪管

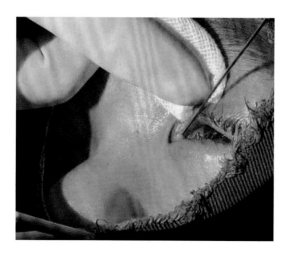

图 5-1-7 经上泪点插入探针
先将探针垂直插入泪点大约 0.5~1mm,然后旋转到与睑缘平行的方向。当探针进入到泪囊时,对上睑做横向牵引,避免探针在泪小管内形成手风琴式折叠。探针到达泪囊后,在骨性泪囊窝处感受到很大的阻力。如果不确定探针是否到达泪囊,放开上睑的牵引,并试着向内侧推动探针,若眼睑向鼻侧移动,则说明探针的尖端还在泪小管内。如经上泪点插入探针有困难,改为经下泪点

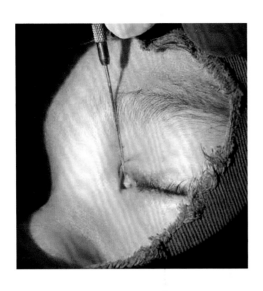

图 5-1-8　探针进入鼻泪管的方向
探针从侧后方做90°旋转并向下移动,方向与第二切牙垂直。推动探针到膜阻塞位置。向下方轻轻施加压力,使探针进入下鼻道

确认探针进入鼻泪管后,将探针移出,同时把套有 3mm 冲洗针头的灌注插管经上泪小管插入泪囊。将2%荧光素溶液缓慢灌入鼻泪系统,用一个清洁的吸引管在下鼻甲处检测是否有淡黄绿色液体。如果荧光素溶液从下泪小管反流,且在鼻咽部检测不到荧光素,提示存在鼻泪管狭窄。另外,如果探针通过时有明显的擦刮感,也表明可能存在狭窄。应该将这些结果告知家长,以便解释探通失败后为什么需要一些新的处理。

6. 术后处理　泪道探通后,用妥布霉素滴眼液,每天点 4 次,持续 1 周。术后 3 周复查泪液排泄试验。如果患儿的症状仍然明显,泪液排泄试验时染料清除延迟,按摩 4~6 周,如仍有溢泪和脓性分泌物,应该再次行探通术,并行硅胶插管或根据情况判断是否行泪囊鼻腔吻合术。

四、泪道插管术

1. 适应证　泪道插管适用于探通后仍有症状的病人。在探通术中探针通过很紧或探通后冲洗液不能进入鼻腔的患儿,需要行硅胶插管。

2. 手术步骤　通常采用吸入麻醉实施硅胶插管,如果需要再探通后插管,也可以行气管内插管和静脉麻醉。用泪点扩张器分别将上、下泪点轻轻扩开,用 8 号或 9 号探针探通并扩张泪道。儿童型 RS 一次性泪道引流管(详见第六章第三节)操作简便,分别经上、下泪点插入。

手术操作见图 5-1-9~图 5-1-12。

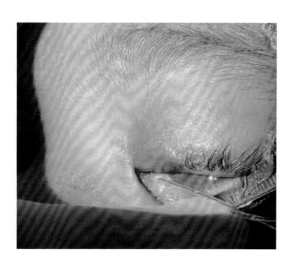

图 5-1-9 经下泪点插入 RS 一次性泪道引流管

经下泪点插入 RS 一次性泪道引流管后,沿水平方向进入泪小管

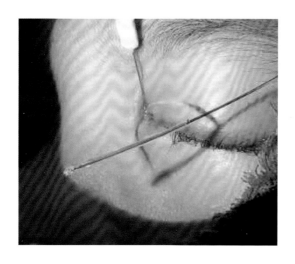

图 5-1-10 RS 一次性泪道引流管进入鼻泪管

RS 一次性泪道引流管进入泪囊后,旋转 90°,进入泪囊和鼻泪管

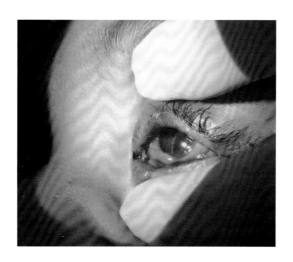

图 5-1-11 RS 一次性泪道引流管在内眦角的位置

经上泪点插入的方法见图 5-1-7,不再赘述。RS 一次性泪道引流管分别经上、下泪点插入后,在内眦角可见弧形的一小段外露

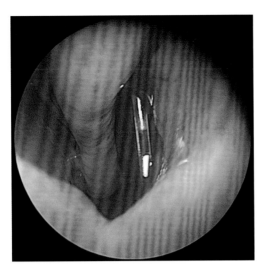

图 5-1-12　RS 一次性泪道引流管在鼻腔的位置
用内镜确认硅胶管末端是否经鼻泪管下端开口进入鼻腔

3. 术后处理　用糖皮质激素、抗生素滴眼液,每天 4 次,持续 1 周。1 周后门诊随访。如果病人没有任何相关的问题或泪囊炎症,2~3 月后取出硅胶管。一般情况下,用盐酸奥布卡因滴眼液表面麻醉,可在治疗室取出硅胶管的同时行泪道冲洗,不需要全麻,而对于不能配合的患儿,需要在征得患儿家长同意的前提下束缚患儿后处理。

(王志全)

第二节　新生儿、婴幼儿泪道疾病的内镜手术

近年来,内镜技术开始应用于新生儿泪囊突出和先天性鼻泪管阻塞探通失败病例的治疗。

新生儿泪囊突出的主要临床表现包括:溢泪、患侧泪囊区青紫色包块隆起、患侧常有鼻塞症状,如为双侧患病则有呼吸困难和吸奶时憋气表现。

有研究表明:35%~73% 的孕后期胎儿存在泪道末端的 Hasner 瓣膜闭锁,生后啼哭、呼吸运动和泪液可帮助 Hasner 瓣膜发生自发破裂。而当 Hasner 瓣膜持续未发生破裂时,可引起鼻泪管、泪囊内分泌物聚集,压力升高,继而导致泪总管与泪囊交界处的 Rosenmuller 瓣膜功能性闭锁,其结果就造成了泪囊、膜性鼻泪管扩张,形成新生儿泪囊突出。

婴幼儿泪囊炎探通治疗效果令人满意,但是有些病例在探通的时候有骨性抵抗,或有沙沙响声,这类患儿多半是鼻泪管和下鼻甲畸形导致。

一、适应证

临床诊断为新生儿泪囊突出;先天性鼻泪管阻塞探通失败。

二、术前准备

1. 全麻术前准备。

2. 术前谈话,让患儿家属充分了解手术原理和术中关键步骤,手术部位只在眼球的附属器官,一般不会对视力有影响,减轻患儿家属的紧张情绪。

三、手术步骤

1. 全麻体位,消毒、铺巾如前面章节所述,下鼻道及总鼻道填塞浸有盐酸奥布卡因滴眼

液和肾上腺素混合液(1∶1比例)的脑棉片。

  2. 新生儿泪囊突出手术操作见图 5-2-1～图 5-2-8。

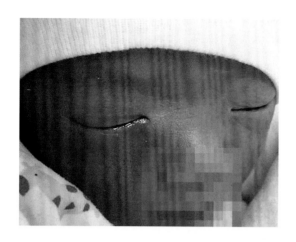

图 5-2-1　新生儿泪囊突出
右侧新生儿泪囊突出(泪囊羊水囊肿)外观

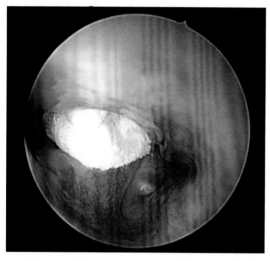

图 5-2-2　泪囊组织
突出于下鼻道的泪囊组织

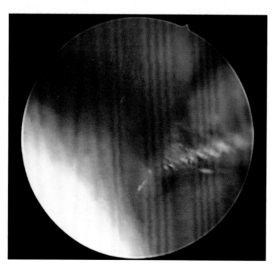

图 5-2-3　撕膜
内镜直视下用血管钳将突出于下鼻道的膜撕破

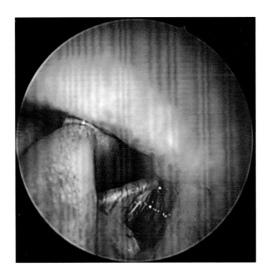

图 5-2-4　撕残膜
放出液体后用探针顶起残膜,拟进一步撕膜

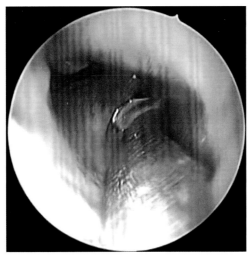

图 5-2-5　挑开残膜
用镰状刀继续挑开残膜

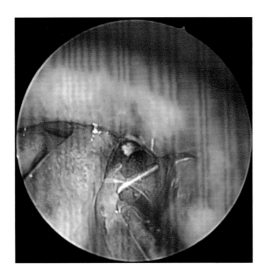

图 5-2-6　汽化囊膜
射频电刀继续汽化囊膜组织

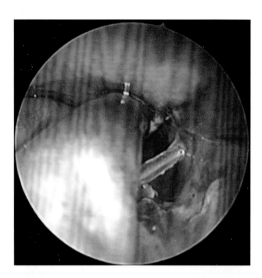

图 5-2-7　置入引流管
由上泪小管探通泪道并置入 RS 一次性泪道引流管,并由下鼻道夹住引出鼻外

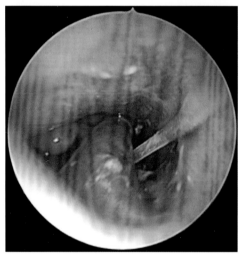

图 5-2-8　置管后鼻腔所见
RS 泪道管置入后的状态,同样方法由下泪小管探通置入 RS 一次性泪道引流管

3. 先天性鼻泪管阻塞探通失败,手术操作见图 5-2-9 ~ 图 5-2-14。

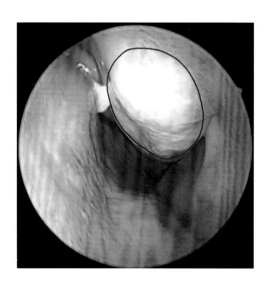

图 5-2-9　下鼻道所见
婴幼儿泪囊炎探通失败病例,内镜下见下鼻甲肥大(红线内区域),下鼻道变窄

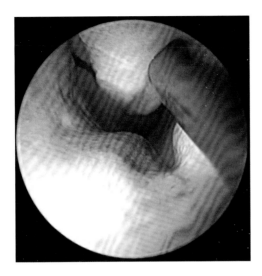

图 5-2-10 移位下鼻甲
内镜辅助下用剥离子将下鼻甲向内侧移位,
使下鼻道变宽

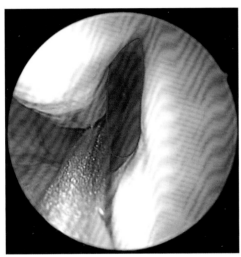

图 5-2-11 下鼻道空间
下鼻甲矫正后露出正常大小的下鼻道空间
(红线内区域)

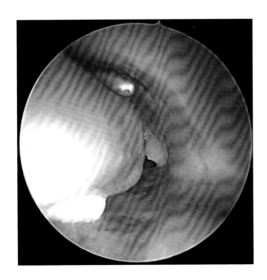

图 5-2-12 膜性组织
内镜直视下探通鼻泪管,见膜性组织(红线内
区域)

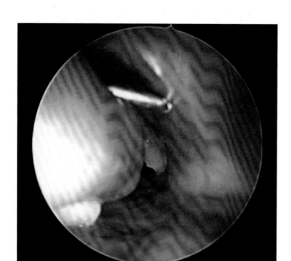

图 5-2-13 探通
顺利探通破膜,视情况考虑是否置管

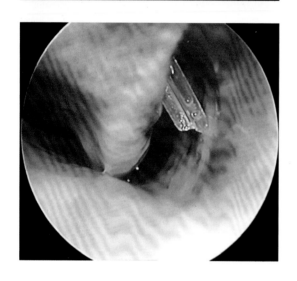

图 5-2-14 置管后鼻腔所见
置入 RS 一次性泪道引流管后,内镜下所见

四、术后处理

术中下鼻道填入纳吸棉或明胶海绵,避免回病房后鼻腔渗血家属紧张。点抗生素滴眼液,观察 2 天后出院。半月复查,2～3 月拔出硅胶管。

(张 将)

参考文献

1. Avram E. Insights in the treatment of congenital nasolacrimal duct obstruction. Rom J Ophthalmol,2017,61(2):101-106.

2. Ganguly A,Ali MJ,Padmaja K,et al. bacteremia following nasolacrimal duct probing:is there a role of preoperative antibiotic prophylaxis? Ophthal Plast Reconstr Surg,2016,32(2):90-92.

3. Saha BC,Kumari R,Sinha BP. clinical outcome of probing in infants with acute dacryocystitis-a prospective study. J Clin Diagn Res,2017,11(8):NC01-NC03.

4. Lueder GT. The association of neonatal dacryocystoceles and infantile dacryocystitis with nasolacrimal duct cysts

(an American Ophthalmological Society thesis). Trans Am Ophthalmol Soc,2012,110:74-93.

5. Levin AV,Wygnanski-Jaffe T,Forte V,et al. Nasal endoscopy in the treatment of congenital lacrimal sac muco-celes. Int J Pediatr Otorhinolaryngol,2003,67(3):255-261.

6. Serin D,Buttanri IB,Sevim MS,et al. Primary probing for congenital nasolacrimal duct obstruction with manually curved Bowman probes. Clin Ophthalmol,2013,7:109-112.

7. Sielicka D,Mrugacz M,Bakunowicz-Łazarczyk A. Nasolacrimal duct disorders in children. Part Ⅱ. Treatment. Klin Oczna,2010,112(10-12):346-349.

8. Hu M,Wu Q,Fan YW,et al. Comparison of balloon catheter dilatation and silicon intubation as the secondary treatment for congenital nasolacrimal duct obstruction after failed primary probing. Zhonghua Yan Ke Za Zhi, 2016,52(2):123-128.

9. Grover AK. Management of nasolacrimal duct obstruction in children:How is it changing? Indian J Ophthalmol, 2017,65(10):910-911.

10. Petris C,Liu D. Probing for congenital nasolacrimal duct obstruction. Cochrane Database Syst Rev,2017, 7:CD011109.

11. Napier ML,Armstrong DJ,McLoone SF,et al. congenital nasolacrimal duct obstruction:comparison of two dif-ferent treatment algorithms. Pediatr Ophthalmol Strabismus,2016,53(5):285-291.

12. Fujimoto M,Ogino K,Matsuyama H. Success rates of dacryoendoscopy-guided probing for recalcitrant congenital nasolacrimal duct obstruction. Jpn J Ophthalmol,2016,60(4):274-279.

13. Le Garrec J,Abadie-Koebele C,Parienti JJ,et al. Nasolacrimal duct office probing in children under the age of 12 months:Cure rate and cost evaluation. J Fr Ophtalmol,2016,39(2):171-177.

14. Schnall BM. Pediatric nasolacrimal duct obstruction. Curr Opin Ophthalmol,2013,24(5):421-424.

15. Memon MN,Siddiqui SN,Arshad M,et al. Nasolacrimal duct obstruction in children:outcome of primary intu-bation. Pak Med Assoc,2012,62(12):1329-1332.

16. 张闻璐,常玲,王燕. 先天性鼻泪道阻塞的治疗方法及时机. 世界最新医学信息文摘,2016,16(88):208.

第六章 内镜下其他泪道手术

第一节 内镜泪总管开放术

临床上,我们常常遇到各种原因引起的泪囊及鼻泪管粘连而泪小管正常的病例。对于这些病例,行泪囊鼻腔吻合术已经无法解决问题,我们采用经内镜下泪总管开放术,将泪总管(或重建的泪总管)直接开放于鼻腔,建立从泪点经泪小管至鼻腔的直接引流通道。

一、适应证

必要体征:有正常的泪点至泪小管的引流通道。

其他体征(满足以下任意一项):①泪囊囊腔粘连;②泪囊摘除术后;③先天性泪囊缺如;④DCR术后吻合口瘢痕粘连合并泪囊囊腔纤维化;⑤泪囊囊腔粘连合并泪总管粘连。

注意事项:泪道手术的目标是在力求泪液引流通道通畅的前提下,最大限度地保存病人泪器的生理功能。所以笔者建议术者严格把控适应证,不建议上下泪小管均粘连的病人行此手术,也不建议泪囊存在(包括有小泪囊)的病人行此手术。

二、术前准备

1. 内镜检查,排除鼻炎、鼻窦炎、术区鼻腔新生物、鼻中隔重度偏曲等手术禁忌证。
2. 排除严重心脏疾病、精神疾病、体质虚弱等不能耐受手术的病人。
3. 材料 泪道引流管(图6-1-1),引流管两端为探针,探针顶端光滑呈橄榄形,由头端

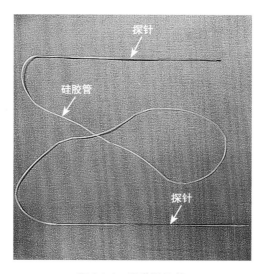

图6-1-1 泪道引流管

和长柄构成,具有可塑性和韧性。中间连接部分为软性硅胶管,长35cm,硅胶管内径为0.3mm,外径为0.6mm。

三、手术步骤

1. 麻醉 麻醉方法参照第三章第二节。

2. 手术操作 见图6-1-2～图6-1-7。

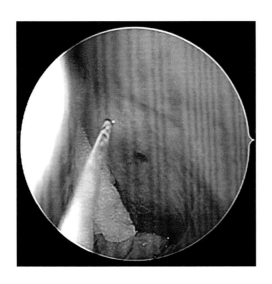

图 6-1-2 浸润麻醉
鼻黏膜下浸润麻醉,注射麻醉药液于黏膜下

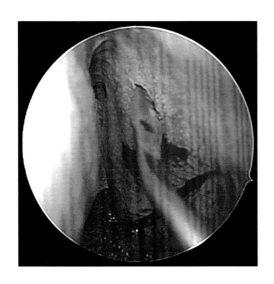

图 6-1-3 制作鼻黏膜瓣
鼻黏膜瓣尽量选择靠上的位置,使泪总管在鼻腔的投影位于鼻黏膜窗口的中央

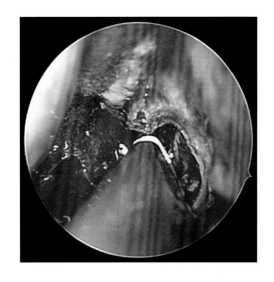

图 6-1-4 制作骨窗

泪道探针从下泪点进针过泪总管后,调整探针为水平位,稍向原泪囊内侧壁方向用力,若见组织隆起,则证明泪总管投影在骨窗内,调整骨窗大小,使泪总管投影位于骨窗中央或旁中央;若未见组织隆起,则向上继续扩大骨窗,直至泪总管投影位于骨窗中央或旁中央

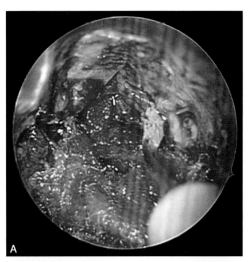

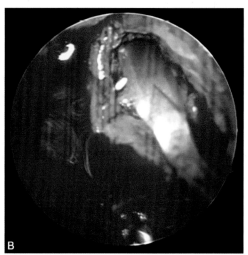

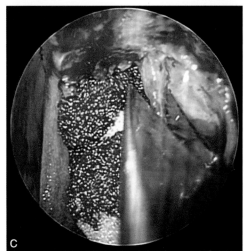

图 6-1-5 开放泪总管

A. 泪道探针水平位顶起泪囊内侧壁,在组织隆起最高处纵行切开,暴露出泪道探针;B. 彻底剪除瘢痕或肉芽组织,泪总管周边尽量保留至少 2～3mm 正常黏膜组织;C. 修剪泪总管周边组织,使泪总管开口与其周边组织保持平齐,直至泪总管开口充分暴露于鼻腔

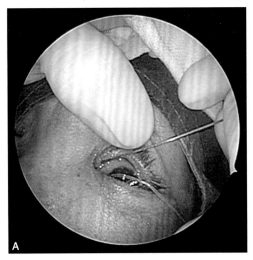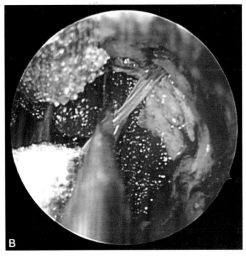

图 6-1-6　置入泪道引流管
A. 从上、下泪点置入泪道引流管,经泪小管、泪总管(或重建的泪总管)到达鼻腔;B. 从鼻孔处引出泪道引流管并剪除引流管两端的探针,硅胶管两端结扎,使之成环形,以结头可自然留置于鼻腔为宜

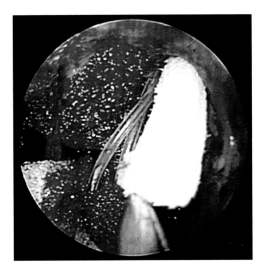

图 6-1-7　填塞膨胀海绵
在泪总管开口处放置高膨胀海绵(不可吸收),使泪总管充分开放,泪总管周边组织和泪总管完全对合。鼻腔亦填塞高膨胀海绵,手术结束

四、术后处理

术后全身用抗生素 1 周,眼局部滴抗生素滴眼液。术后 1 周于内镜下取出鼻腔内填塞的高膨胀海绵,继续留置泪道引流管(图 6-1-8),之后第 2 周(图 6-1-9),第 1、2、3 个月(图 6-1-10)定期随访,清理泪总管开放处分泌物,见泪总管及其周围组织上皮化后及时取出泪道引流管。随访期间,术侧鼻腔使用鼻黏膜减充血剂(主要成分为盐酸麻黄碱、呋喃西林)1 周,含激素的鼻喷雾剂(主要成分为曲安奈德)2 个月。

五、注意事项

1. 选择合适的病例是经内镜泪总管开放术成功的关键因素。手术医生术前要亲自冲洗泪道,感知泪囊有无充盈感,泪点及泪小管有无狭窄,泪小管及泪总管有无软性阻塞。如果病人泪囊充盈感明显,行经内镜泪囊鼻腔吻合术即可;若病人泪囊充盈感不明显,但是泪道上冲下返,则需行经内镜泪总管开放术;若由上下泪小管进针,在泪总管处感觉软性阻塞,也可行经内镜泪总管开放术。病人的全身情况应考虑在泪道疾病的治疗中,对不能耐受手术治疗的病人应采取相应措施。

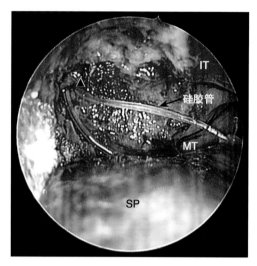

图 6-1-8　术后 1 周
取出鼻腔填塞物,见泪总管开口与周边软组织平齐,泪总管黏膜与周边组织对合生长良好,泪总管开口充分暴露于鼻腔(▲:泪总管开口;SP:鼻中隔;MT:中鼻甲;IT:下鼻甲)

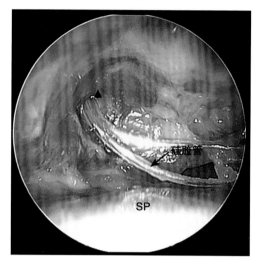

图 6-1-9　术后 2 周
泪总管周围组织上皮化生长良好,泪总管开口充分暴露于鼻腔,形态良好,管口可见液体流入鼻腔(▲:泪总管开口;SP:鼻中隔)

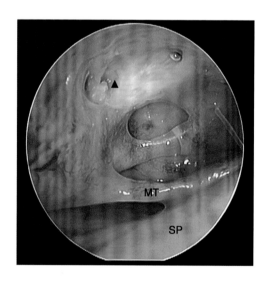

图 6-1-10　术后 3 个月
泪总管开口充分暴露于鼻腔,形态良好,引流通畅(▲:泪总管开口;SP:鼻中隔;MT:中鼻甲)

2. 泪道引流管置入是经内镜泪总管开放术成功的重要因素。必须在泪总管开放完好后才置入泪道引流管。泪总管及其周围组织上皮化后,及时取出泪道引流管,避免泪总管开口周围肉芽组织增生。

3. 减轻鼻黏膜充血也是手术成功的重要因素。应用药物减轻鼻黏膜充血,帮助减轻鼻黏膜水肿,促进上皮快速生长,防止泪总管开口闭锁。

(谢杨杨)

第二节　内镜泪道植入物取出术

泪道植入物主要用于治疗泪道阻塞性疾病,而大部分植入物在植入手术一段时间后需要做取出处理。泪道植入物常规取出方法包括:经内眦部上下泪小点取出和经下鼻道取出。如泪道植入物常规方法取出困难,或者植入物取出后部分残留,则需要行手术取出,主要包括:经外路泪道植入物取出术和内镜经鼻泪道植入物取出术。本章节重点介绍内镜泪道植入物取出术。

一、概念

1. 泪道植入物　早期的泪道植入物有丝线、尼龙丝、马尾、乳胶条、硬膜外麻醉导管等,现在泪道植入物更多为硅橡胶管和聚氨基酸乙酯管等。目前泪道植入物的植入方式主要有两种:①经上或下泪小点顺行植入泪道;②经下鼻道逆行植入泪道。

2. 内镜泪道植入物取出术　针对泪道植入物常规方法无法取出,或者取出后有植入物残留,则可以考虑内镜下泪道植入物取出术。内镜泪道植入物取出术包含两方面的含义:①借助内镜、经鼻腔泪囊切开取出泪道植入物;②内镜下取出泪道植入物的同时,尽可能地利用残留的泪囊腔,制作出泪囊瓣,行内镜泪囊鼻腔吻合术,使得泪道保持通畅。

二、适应证

1. 经下鼻道逆行植入物,于下鼻道取出时阻力大,取出困难。
2. 常规取出方式未能将植入物全部取出,部分残留于泪道系统。
3. 取出方式错误导致植入物全部遗留或者部分残留泪道系统。

三、术前准备

1. 泪道 CT 造影检查　术前需要做泪道 CT 造影检查,以排除手术禁忌证及指导手术设计。笔者认为泪道 CT 造影检查存在以下两方面的临床意义:①鼻腔及眼眶 CT 检查的意义:排除泪道系统周围其他病变或者明确泪道周围组织变异情况,如鼻腔肿瘤、息肉、鼻窦炎、鼻丘气房过度发育等;②泪道造影的意义:明确阻塞位置高低、泪囊大小、泪囊位置变异等。

2. 内镜检查　术前做一次全面的内镜鼻腔检查,排除影响手术操作的异常情况,如鼻中隔偏曲、鼻息肉或肿瘤。其他术前准备基本同第三章第二节。

四、手术技术

泪道植入物因设计不同,材料的差异及植入时间长短不一,导致术中可能遇到的情况不同。作者以内镜下球头硅胶鼻泪管取出为例进行分步详细说明。

病人情况介绍:蔡××,女性,37 岁,主诉:左眼持续性溢泪、溢脓 13 年。治疗史:2 年前行"左眼人工鼻泪管植入术",术后左眼症状无好转。诊断:①左眼慢性泪囊炎;②左眼泪道支架植入术后。手术方式:内镜下左眼泪道植入物取出术。

1. 麻醉　内镜泪道植入物取出术同 EEDCR 一样,可在全麻或局麻下进行,方法同第三章第二节。

2. 手术操作　见图 6-2-1～图 6-2-6。

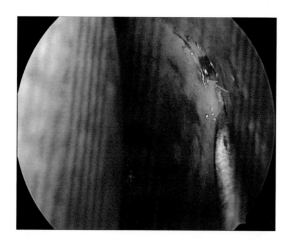

图 6-2-1　制作鼻黏膜瓣
采用神经剥离子,在中鼻甲上方附着缘前上约 8mm 处向前下做弧形切口,深度达骨膜下,切口向前下不超过下鼻甲附着处。鼻黏膜骨膜下钝性分离至泪颌缝,上方及下方各自剪开,制作出鼻黏膜瓣,将鼻黏膜瓣向后方翻转入中鼻道,充分暴露上颌骨额突及泪颌缝。蓝色箭头所指为鼻黏膜瓣前部弧形切口

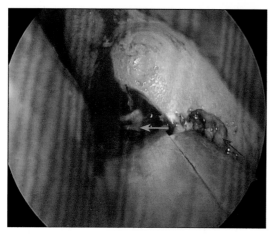

图 6-2-2　制作骨窗
高速动力磨钻将上颌骨额突充分磨薄,用咬骨钳以泪颌缝为标志,沿着泪颌缝向前方咬除部分上颌骨额突,制作骨窗,暴露泪囊。蓝色箭头所指为泪颌缝,红色箭头所指为泪囊

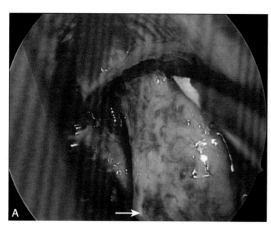 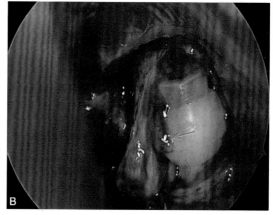

图 6-2-3　切开泪囊
A. 泪道探针自上泪小点进针,触及骨壁后向内下方行走,撑起泪囊腔,20G 巩膜穿刺刀沿着骨窗边缘弧形切开泪囊。白色箭头所指为透见泪囊内泪道探针针头;B. 弧形切开泪囊后见球头硅胶人工鼻泪管,蓝色箭头所指为泪囊内围绕硅胶管生长的肉芽组织

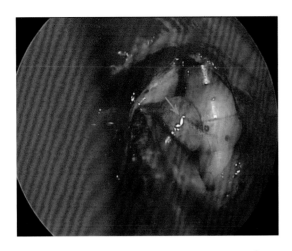

图 6-2-4 吸除肉芽组织
利用吸引剥离子的侧孔将肉芽组织吸除,此过程中需将肉芽组织全部清除干净,操作过程中尽量减少对泪囊内面的骚扰刺激,减少对泪囊内面的损伤蓝色箭头所指为泪囊内围绕球头硅胶人工鼻泪管生长的肉芽组织

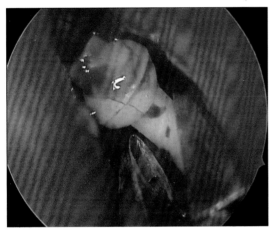

图 6-2-5 取出泪道植入物
充分分离球头硅胶人工鼻泪管,确定与周围组织无粘连后自泪囊切开口取出。取出球头硅胶人工鼻泪管后,需要仔细检查是否完整。如发现取出不完整,需全面综合分析原因,如确定存在残留,务必继续寻找残留部分,完全取干净

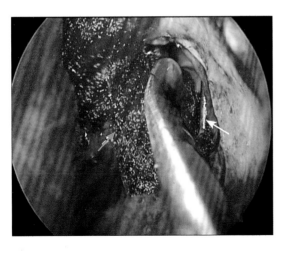

图 6-2-6 泪囊和鼻黏膜瓣处理
将弧形切开的泪囊瓣膜上、下方切口延长,充分解除泪囊瓣的"回弹张力",修剪鼻黏膜瓣膜,使得泪囊瓣创面与鼻黏膜创面对合,泪囊开放口周围铺明胶海绵。白色箭头所指为泪道探针,蓝色箭头所指为明胶海绵

五、泪道植入物取出示例

人工鼻泪管有很多种形状,例如球头硅胶人工鼻泪管(图 6-2-7A)、"伞形"聚氨基酸乙酯人工鼻泪管(图 6-2-7B)及三角形硅胶人工鼻泪管(图 6-2-7C)等,"伞形"聚氨基酸乙酯人工鼻泪管植入一定时间后变脆,取时容易残留(图 6-2-7D)。

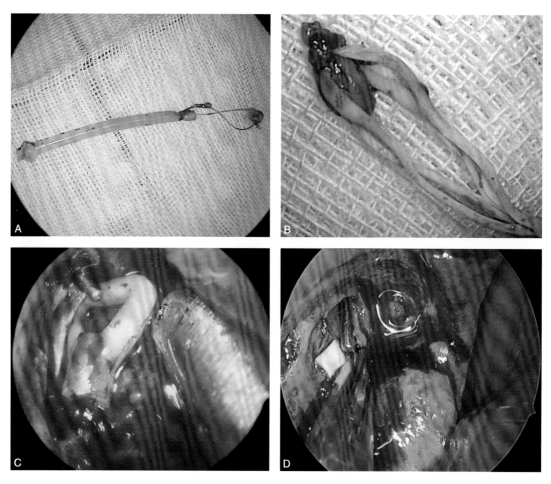

图 6-2-7 各种类型泪道植入物
A. 完整取出的球头硅胶人工鼻泪管;B. "伞形"聚氨基酸乙酯人工鼻泪管,肉芽组织包裹、长入人工鼻泪管"伞形"头部;C. 常规取出方法未完整取出的人工鼻泪管,内镜下见泪囊内残留的硅胶人工鼻泪管;D. 常规取出方法未完整取出的人工鼻泪管,内镜下见泪囊内残留的聚氨基乙酯人工鼻泪管碎片

六、术后处理

术后处理主要包括眼部处理及鼻腔处理。眼部可以考虑滴用抗生素滴眼液和非甾体类滴眼液,并每日行泪道冲洗。鼻部术后用盐酸赛洛唑啉鼻用喷雾剂和糖皮质激素类喷鼻剂,术后 2 周内镜下清理鼻腔泪囊口及周围分泌物、血痂及可吸收医用材料的降解产物。

七、注意事项

1. 泪道植入物取出后需要仔细检查,确保植入物取出完整。

2. 泪道植入物如诱发泪道内息肉、肉芽组织增生,术中需要尽可能清除干净,同时尽可能减少对于泪囊内壁的损伤。

3. 术中充分利用残留的泪囊腔,充分开放泪囊,进行泪囊鼻腔吻合,确保泪道的持续性开放。

4. 部分病人因逆行泪道植入物植入位置过高,损伤泪总管,术中则需联合植入线形硅胶管,术后2~3个月取管。

(王耀华)

第三节　内镜辅助RS一次性泪道引流管的临床应用

一、RS一次性泪道引流管的结构特点

RS管是近年来研制的专用于泪道的硅胶管,置于上、下泪点部分较细,柔软,病人舒适度较好(图6-3-1)。不需要鼻腔打结或缝线固定,方便安装和取出。管体两顶端内、外双锥形设计:充分把握置管导入方向,防止黏膜创伤(图6-3-2)。管体两侧开口标记点(图6-3-3),方便插入导针、退出导针后管体开口闭合,隔绝管体内外空间,保持管体光滑,防止划伤黏膜导致肉芽组织增生。

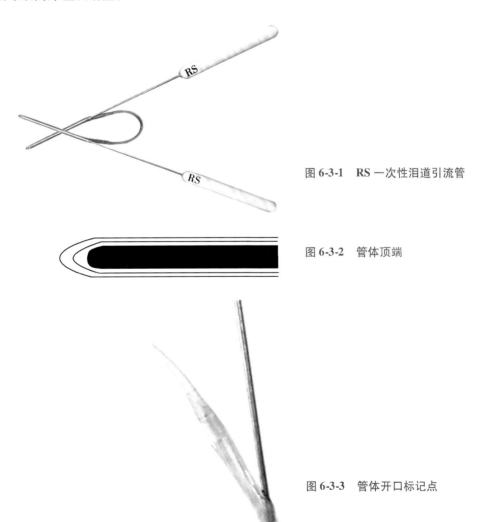

图 6-3-1　RS一次性泪道引流管

图 6-3-2　管体顶端

图 6-3-3　管体开口标记点

二、适应证

1. 泪点闭锁　泪点闭锁病人(图6-3-4),临床上往往采用泪点成形手术治疗,在没有支撑物的情况下,泪点容易再次粘连、闭锁,当治疗时置入RS一次性泪道引流管(图6-3-5),2~3个月后待泪点成形稳定后取出,可明显减少复发。

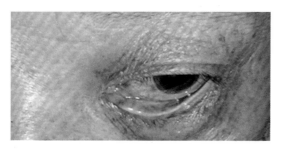

图6-3-4　泪点闭锁

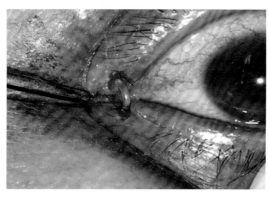

图6-3-5　泪点闭锁术后
泪点闭锁病人,泪点切开,泪点成形
后置入RS一次性泪道引流管

2. 泪道狭窄、阻塞　RS一次性泪道引流管适用于以下情况:①泪道狭窄病人可以置入(图6-3-6),应注意术前沟通,极少数对硅胶敏感的病人,治疗后可能流泪症状加重;②泪小管阻塞病人,经探通或激光再通后可以置入;③单纯性鼻泪管阻塞病人,经探通或激光再通后可以置入。

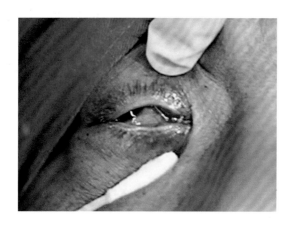

图6-3-6　泪道狭窄置管术后
可见硅胶管的蓝点标志,提示位置
正确

3. 泪小管断裂吻合术　泪小管断裂吻合后置入RS一次性泪道引流管是必要的,因为泪小管吻合后创伤的断端会形成瘢痕,瘢痕挛缩引起阻塞,导致吻合失败。一般置管3个月,待瘢痕稳定后取出,可减少吻合部位阻塞的发生(注意:断端吻合部位严密吻合是成功的关键)(图6-3-7)。

4. 下眼睑、泪点外翻 泪点外翻置管,有利于泪点位置恢复正常。如果外翻严重,需要先行外翻矫正手术,之后再置管。

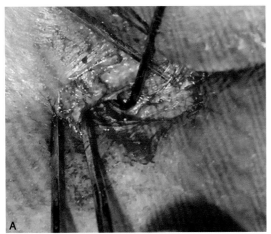
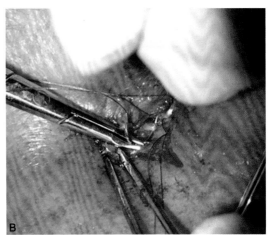
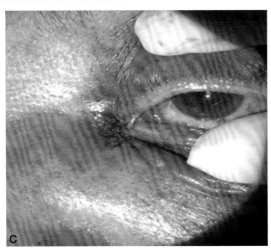

图6-3-7 泪小管断裂吻合+置管术
A. 找到并切开泪囊;B. 泪小管-泪囊吻合+置管术;C. 术后

5. 泪总管狭窄、阻塞及小泪囊 部分泪囊炎病人同时伴有泪总管的狭窄或阻塞,需要在泪囊鼻腔吻合术中探通阻塞及置入RS一次性泪道引流管。小泪囊病人接受内镜下泪囊鼻腔吻合术,为减少术后复发,术中可以置入RS一次性泪道引流管(一般置管2~3个月)(图6-3-8,图6-3-9)。

6. 慢性泪小管炎 慢性泪小管炎的发病是因为泪小管近泪总管处狭窄或阻塞所致,泪小管可清除出分泌物和结石(图6-3-10)。治疗过程中,可以考虑置入RS一次性泪道引流管,帮助消除病因。

7. 泪总管开放术 对于一些泪囊摘除术后病人溢泪明显者,可考虑内镜下行泪总管开放+泪道置管术(图6-3-11)。

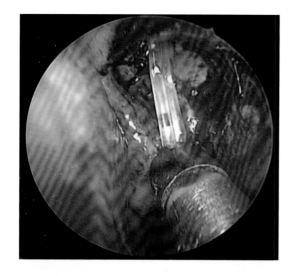

图 6-3-8 内镜下泪囊鼻腔吻合+置管术
小泪囊病人接受内镜下泪囊鼻腔吻合术,术中经吻合口置入 RS 一次性泪道引流管

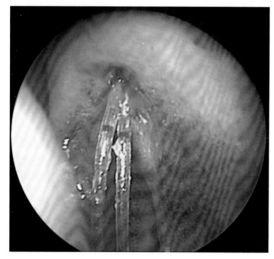

图 6-3-9 置管术后 2 个月
内镜下泪囊鼻腔吻合术中置管,术后2 个月随访所见

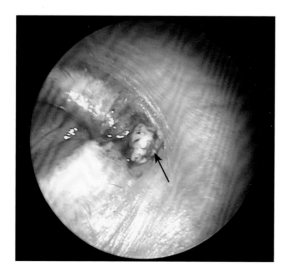

图 6-3-10 慢性泪小管炎
行泪点切开取出结石(箭头),扩张狭窄或探通阻塞之后行泪道置管

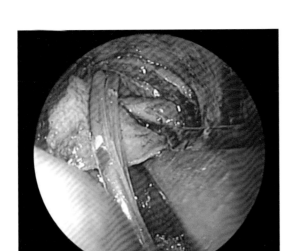

图 6-3-11　泪总管开放+泪道置管术

三、手术操作

1. 术前准备　完善辅助检查:血常规、心电图、血糖、血压是必要的,住院病人还需进一步完善。签署手术知情同意书,充分的医患沟通会增加病人的依从性。

2. 麻醉　作者常用结膜表面麻醉加泪小管、泪总管周围组织浸润麻醉的方式(图 6-3-12,图6-3-13)。下鼻道可填塞浸有盐酸奥布卡因滴眼液和肾上腺素混合液(5∶1)的脑棉片。儿童可能需要结合基础麻醉或全身麻醉。

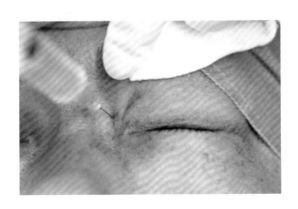

图 6-3-12　泪小管周围组织浸润麻醉

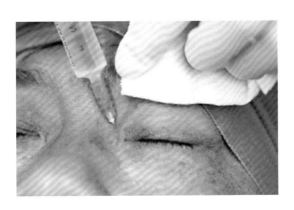

图 6-3-13　泪总管周围组织浸润麻醉

3. 手术操作　见图 6-3-14 ~ 图 6-3-17。

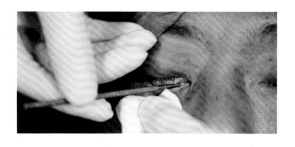

图 6-3-14　泪点扩张
常规用泪点扩张器扩张泪点,注意眼睑要拉直,泪点扩张器沿泪小管的走行方向用力

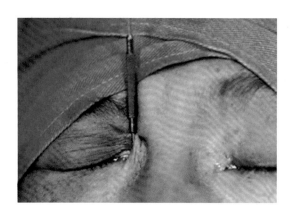

图 6-3-15　泪道探通
泪点扩张后先行探针探通,建议探针先细后粗,先上后下。探通后探针退回,注水证实无假道后置管

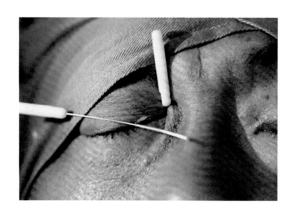

图 6-3-16　RS 一次性泪道引流管置入
先经下泪点置入,再行上泪点置入。笔者体会此操作顺序置入较易

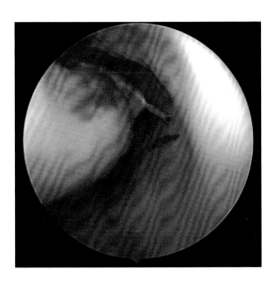

图 6-3-17　鼻内镜下确认置管位置
有鼻内镜设备时,可采用鼻内镜检查鼻腔内置管;无鼻内镜的情况下可采用鼻镜检查。鼻内镜下确认置管从鼻泪管开口处进入鼻腔是最可靠的方法。操作不当时,探针很容易刺穿黏膜组织(箭头)

有观点认为用鼻泪管扩张条逆行扩张鼻泪管使置管更容易,但笔者认为必要性不大,因为若存在需要扩张条扩张鼻泪管才能置入的情况,往往取管后复发的几率很高,建议直接行泪囊鼻腔吻合手术治疗。

四、术后处理

1. 术后 1 周,术眼点妥布霉素地塞米松滴眼液(每天 4 次)。
2. 嘱病人避免用力揉眼、牵拉硅胶管。
3. 门诊随访,特殊不适尽快复查。

五、注意事项

1. **适应证的选择**　有以下情况者可能置管效果不理想,复发几率大:①鼻泪管阻塞,泪囊有分泌物;②鼻泪管阻塞时间长;③泪小管,泪总管及鼻泪管阻塞探通困难者;④泪囊有萎缩的情况;⑤有明显慢性鼻炎、鼻窦炎等。

2. 麻醉时避免刺伤眼球(先确定眼球的位置,可选用不太锋利的针头等),回抽无血再注药,避免麻药进入血管引起毒性反应。

3. 尽量避免假道(图 6-3-18 ~ 图 6-3-20)。置管前先行泪道探通。对于眉弓较高病人,

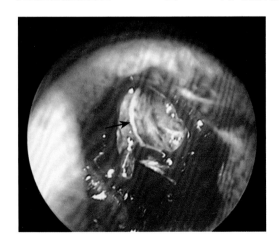

图 6-3-18　探针从黏膜下穿过
黏膜呈灰白色(箭头)

可将探针弯出一定的弧度进行探通,可减少假道形成几率(图6-3-21)。对于下鼻甲阻挡的病人,可在硅胶管的前端约1CM处弯曲出一定的弧度,遇阻力时旋转90°可避开阻挡(图6-3-22,图6-3-23)。

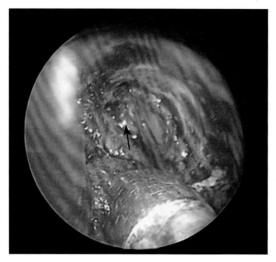

图6-3-19 置管时穿破泪囊内壁
泪囊鼻腔吻合术中,RS一次性泪道引流管穿破泪囊内壁,可见其头端(箭头)

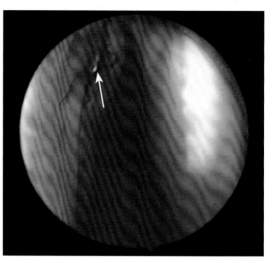

图6-3-20 鼻腔黏膜下假道
探针未经鼻泪管鼻腔开口处探出,进入鼻腔黏膜下形成假道,可见探针的头端(箭头)

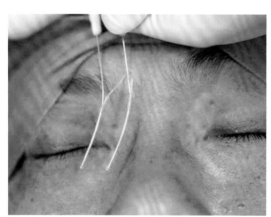

图6-3-21 置管时顺应泪道走行的技巧
根据眉弓和鼻的高度,制作探针弧度。对于眉弓较高病人,可将探针弯出一定的弧度进行探通

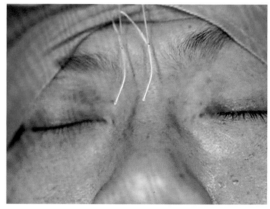

图6-3-22 置管时避开下鼻甲阻挡的技巧
对于下鼻甲阻挡的病人,可在硅胶管的前端约1cm处弯曲出一定的弧度

4. 引流管部分缩回泪囊 RS一次性泪道引流管置入位置正确的情况下,如拔出针芯时在泪点处棉签按压力量不够,会造成硅胶管部分缩回泪囊(图6-3-24),应尽量避免。

5. 取管时间 一般术后2个月左右,可根据具体情况适当调整。比如个别敏感病人出现局部肿胀、充血、瘙痒伴分泌物多,需及时取出置管。

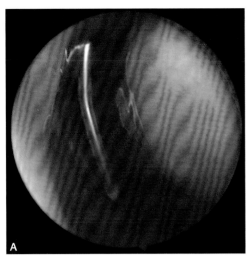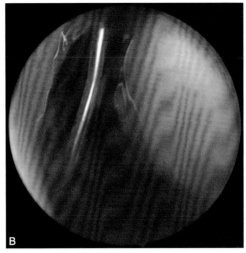

图 6-3-23　避开下鼻甲阻挡

遇阻力时,在内镜辅助下旋转90°可避开阻挡

A. 在内镜辅助下旋转90°,可避开引流管的探针部分直接刺向肥大的下鼻甲;B. 引流管的探针部分遇到鼻腔外侧壁的阻力,需要旋转以避开阻挡

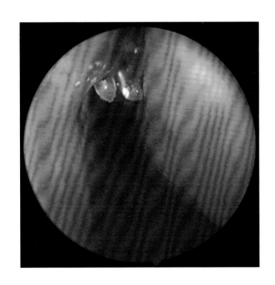

图 6-3-24　RS 一次性泪道引流管部分缩回泪囊

内镜下证实 RS 一次性泪道引流管置入位置正确,但拔出针芯时硅胶管部分缩回泪囊内

(王志全)

参 考 文 献

1. 谢杨杨,杜欢,张昌琴,等.内镜下泪总管开放术治疗泪囊吻合口闭锁的临床分析.国际眼科杂志,2016,16(1):171-173.

2. Orhan M,Govsa F,Saylam C. Anatomical details used in the surgical reconstruction of the lacrimal canaliculus: cadaveric study. Surg Radiol Anat,2009,31(10):745-753.

3. Kakizaki H,Zako M,Miyaishi O,et al. Overview of the lacrimal canaliculus in microscopic cross-section. Orbit,2007,26(4):237-239.

4. Raghuwanshi SK,Raghuwanshi S,Agarwal M,et al. primary endonasal dcr without stent:our experience and case

series analysis. Indian J Otolaryngol Head Neck Surg,2015,67(3):271-274.

5. Okuyucu S,Gorur H,Oksuz H,et al. Endoscopic dacryocystorhinostomy with silicone,polypropylene,and T-tube stents:randomized controlled trial of efficacy and safety. Am J Rhinol Allergy,2015,29(1):63-68.

6. Hsu HC,Lin SA,Lin HF. Pyogenic granuloma as a rare complication of silicone stent after canalicular injury. J Trauma,2001,51(6):1197-1199.

7. Avram E. Insights in the treatment of congenital nasolacrimal duct obstruction. Rom J Ophthalmol,2017,61(2): 101-106.

8. Kemper M,Haas T,Imach S,et al. Intubation with a tube exchanger on an intubation trainer. Influence of tube tip position on successful intubation. Anaesthesist,2014,63(7):563-567.

9. Memon MN,Siddiqui SN,Arshad M,et al. Nasolacrimal duct obstruction in children:outcome of primary intubation. J Pak Med Assoc,2012,62(12):1329-1332.

10. Tabatabaie SZ,Rajabi MT,Rajabi MB,et al. Randomized study comparing the efficacy of a self-retaining bicanaliculus intubation stent with Crawford intubation in patients with canalicular obstruction. Clin Ophthalmol, 2012,6:5-8.

第七章 泪道内镜的应用

第一节 泪道内镜基本技术

一、泪道内镜设备

泪道内镜(图7-1-1)根据泪道系统的管腔结构特点进行设计,可以到达泪道的任何部位,通过显示器(图7-1-2)的放大作用可观察泪道内的细微结构。

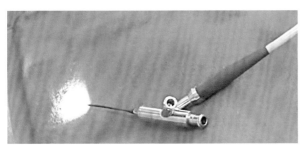

图7-1-1 泪道内镜

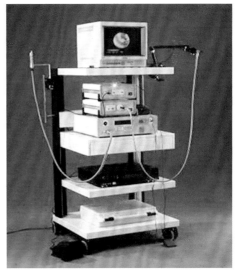

图7-1-2 泪道内镜设备
最上方的设备为显示器

泪道内镜有二通道探头和三通道探头两种:①二通道探头的直径为0.8mm,探头内含有二个管道,一个管道通过直径0.6mm的内镜照明和摄像纤维,另一个管道直径0.2mm,连接冲洗装置。②三通道探头的直径为1.1mm,探头内含有三个管道,一个管道通过直径0.6mm的内镜照明和摄像纤维,另一个管道直径0.2mm,连接冲洗装置,中间的通道为直径0.4mm工作通道,可以通过激光(neodymium-doped yttrium aluminium garnet,Nd:YAG)或微型环钻。

通过内镜不仅可以观察到泪道阻塞的部位和管腔情况,还可以通过工作通道在直视下进行同步治疗,使泪道疾病的治疗更有针对性,减少手术误伤。

二、泪道内镜检查

泪道内镜是根据泪道系统的管腔结构特点设计的,受泪小管内径的限制,泪道内镜直径只有 0.4 ~ 1.15mm。当镜头深入到泪道内部时,在照明系统的辅助下,通过冲洗通道的持续灌注保持内腔处于开放状态,传输到显示器,经放大作用可以清晰地显示泪道内黏膜的细小改变。内镜不仅可以观察到泪道阻塞的部位和形状,同时可以在直视下进行同步治疗,使手术更有针对性,减少了手术误伤和医源性创伤。为保证图像的清晰,使用内镜时需要在光纤和泪道壁之间保持一定的距离,同时全程都需要保持通道连续注水。

1. 正常泪道黏膜 正常泪道内镜检查的表现,见图 7-1-3 ~ 图 7-1-11。

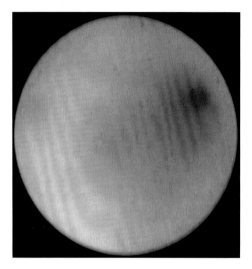

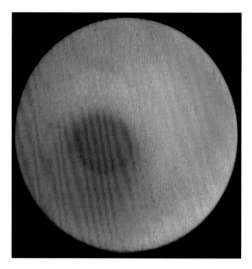

图 7-1-3 正常泪小管黏膜(6000 像素)
正常泪小管在泪道内镜下可见到通畅管腔内黏膜表面光滑平整、呈润泽的淡粉色

图 7-1-4 正常泪小管黏膜(10 000 像素)
在 10 000 像素的内镜下显像更清晰,管腔呈圆形,黏膜完整呈淡粉色,表面平整、光滑

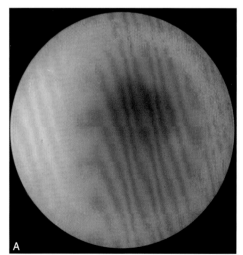

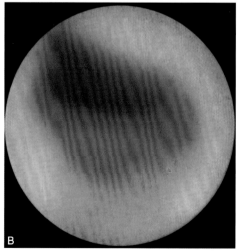

图 7-1-5 正常泪小管进入泪总管
A. 泪道内镜下示从泪小管进入泪总管时,黏膜侧壁上可见形状不规则、高低不一的黏膜皱襞;B. 显示由泪小管逐渐进入泪总管,管腔形状逐渐变成不规则的圆形、椭圆形或类圆形,逐渐出现向管腔内突出的隆起度不一的半圆形皱襞,交错排列,黏膜色泽由淡红色变为深红色

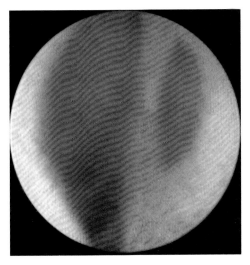

图 7-1-6 正常泪总管入口
泪小管进入泪总管处,黏膜皱襞表现为形成纵隔样
的黏膜分隔,是一种形状不规整的正常结构

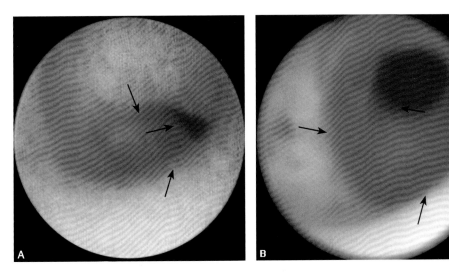

图 7-1-7 正常泪总管
A. 泪总管处出现交替排列的半圆形皱襞(黑箭所示);B. 显示泪总管,内镜下观察正常泪总管处黏膜
可表现为多个交错排列弧形皱襞(黑箭所示),在内镜注水系统辅助下可见黏膜皱襞随着水流而出现
摆动

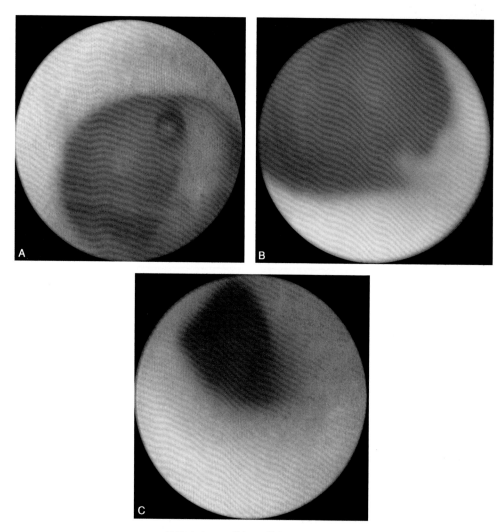

图 7-1-8 正常泪总管与泪囊接口

A. 在数个黏膜皱襞的末端,可见泪总管进入泪囊处膨大,可见泪囊黏膜的色泽加深;B. 连续观察泪总管与泪囊连接处,黏膜色泽明显加深;C. 泪总管与泪囊连接处呈不规则椭圆形,交界处黏膜颜色发生明显变化,由粉红色变为红色,内镜下可见远端的泪囊黏膜的色泽较泪小管红润,可见到泪囊黏膜内密布的血管

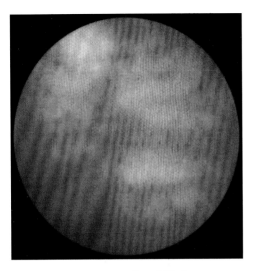

图 7-1-9　正常泪囊黏膜
泪道内镜进入泪囊,显示泪囊黏膜呈宽阔平坦状,黏膜表面色泽比泪小管黏膜红润,见到密集分布的毛细血管

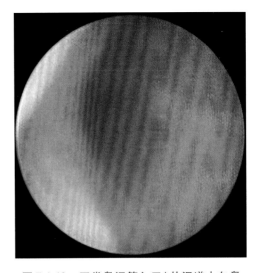

图 7-1-10　正常鼻泪管入口(从泪道内向鼻腔方向观看)
在泪道内镜下观察鼻泪管和泪囊交界处,内腔隙变窄

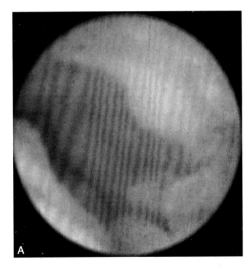

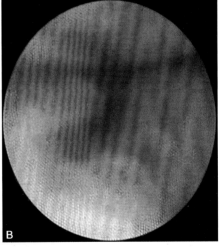

图 7-1-11　正常鼻泪管下端开口
鼻泪道下端开口形状不规则,并可见多个皱襞突向腔内,类似于瓣膜,随泪道冲洗液的水流而开放和关闭
A. 鼻泪道下端开口随泪道冲洗液的水流而开放;B. 鼻泪道下端开口随泪道冲洗液的水流而关闭

2. 病理状态　病理状态的泪道内镜检查表现,见图 7-1-12 ~ 图 7-1-25。

泪道黏膜可发生炎症、破损、阻塞、异物等病变,可有黏膜充血、出血、缩窄、絮状阻塞物、瘢痕、肿物等多种表现,通过泪道内镜的观察可以准确判断病变的部位、形状、严重程度。

泪道内镜检查能够深入泪道内部对泪道内腔进行定位观察,判断病变部位、性质、大小,进一步明确病因,使得诊断更加全面、直观,是泪道疾病诊治的一次飞跃。病因明确后针对

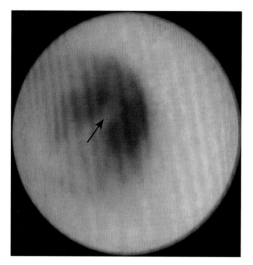

图 7-1-12 泪小管狭窄

泪小管不完全性阻塞,泪道内腔没有完全闭塞,黏膜表面失去了原有的光滑平整,出现絮状漂浮物(黑箭所示),随泪道冲洗水流摆动

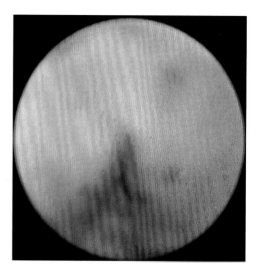

图 7-1-13 泪小管阻塞

泪小管接近完全阻塞,泪道黏膜水肿、增厚,使管腔缩窄,黏膜颜色呈红白相间

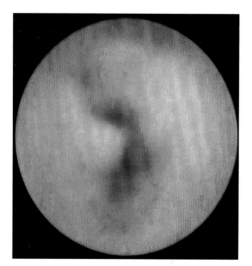

图 7-1-14 接近泪总管处阻塞

接近泪总管处,黏膜表面不光滑,管壁上可见有絮状附着物,管腔不规则,呈缝隙状

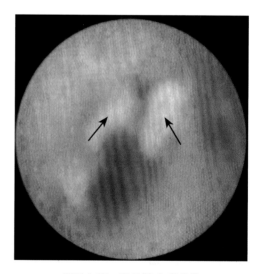

图 7-1-15 泪总管内附着物

泪总管黏膜不平整,黏膜发灰白,皱襞上有突向管腔内的白色厚重的絮状物(黑箭所示),随注水摆动的幅度减小

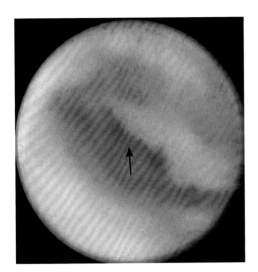

图 7-1-16 泪总管阻塞
泪总管阻塞是泪道阻塞的常见部位,黏膜颜色灰白,黏膜呈机化样增厚变硬,表面变得不光滑平整,完全闭塞管腔(黑箭示管腔闭塞)

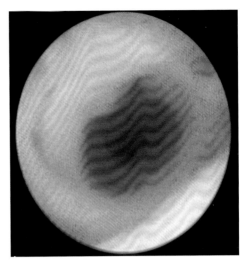

图 7-1-17 泪小管炎(近泪总管端)
为泪小管炎内腔的表现:泪小管不规则扩张,管壁僵硬,表面凹凸不平

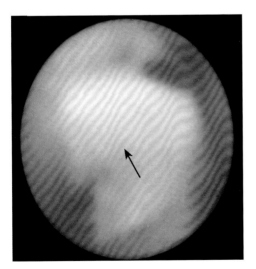

图 7-1-18 泪小管炎(泪小管侧壁上结石)
侧壁上附有乳白色物质(黑箭所示),呈奶酪样

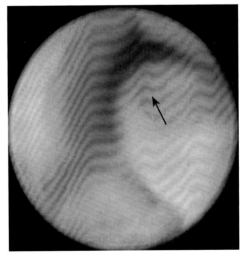

图 7-1-19 泪道肿物(儿童)
泪道内镜下观察先天性泪囊炎患儿的泪道,黏膜水肿,侧壁上有类似"肿物"样新生物突入管腔内,排列紧密,管腔接近闭塞(黑箭示泪道肿物)

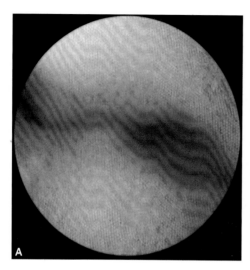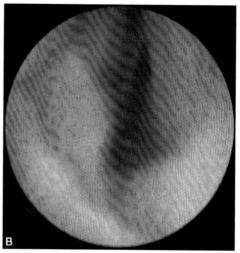

图 7-1-20　泪小管断裂吻合术后

泪小管断裂吻合术后,泪小管吻合口处黏膜表面凹凸不平,内腔不规整,但不影响泪液引流

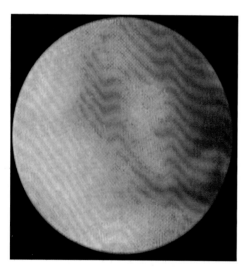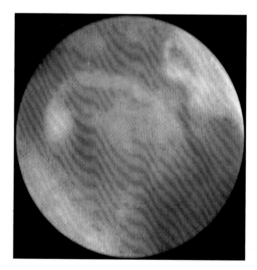

图 7-1-21　泪小管黏膜出血

泪小管黏膜呈急性充血状,水肿,易出血,黏膜表面可见出血,管腔内有红色血液

图 7-1-22　泪囊炎急性发作期泪囊黏膜

黏膜水肿,管腔变窄,黏膜呈充血状态,毛细血管增粗、增多

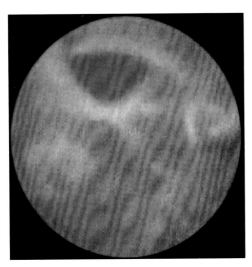

图7-1-23 慢性泪囊炎
泪囊黏膜呈充血状态,部分区域形成白色机
化条索状,鼻泪管开口处被机化物阻塞

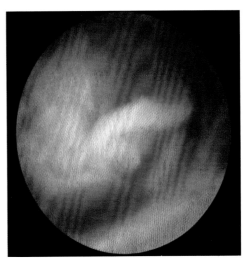

图7-1-24 鼻泪管内机化物
鼻泪管下端可见白色机化物,黏附成不规则
的团块状,阻塞管腔

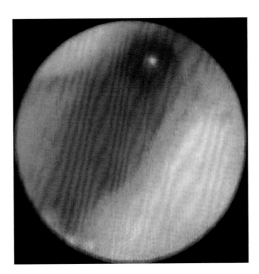

图7-1-25 泪囊鼻腔吻合口
泪囊鼻腔吻合口,呈近椭圆形,吻合口部位见瘢痕组织,近端为泪囊端,远端为鼻腔端

病因进行治疗,减少了医源性创伤。内镜诊治技术是眼科泪道亚专业医师需要掌握的一项基本技能,有条件的医院应及早掌握,有助于更微创地治疗泪道疾病。

(肖彩雯)

第二节　泪道内镜微型环钻治疗

泪道内镜下环钻治疗是指在泪道内镜直视下利用微钻对病变部位进行快速、机械性转动,钻除泪道内的有形成分,起到疏通泪道的作用。微钻直径 0.3mm,能通过泪道内镜进入阻塞部位,钻速可达 7000 ~ 14 000rpm。内镜下激光和环钻治疗泪道阻塞的区别是,激光通过气化泪道内的瘢痕组织到达疏通泪道的目的;而微型环钻是通过机械力钻除瘢痕组织。

一、适应证

不完全性阻塞;去除黏膜表面异物、息肉、赘生物;粉碎泪道结石。

二、术前准备

1. 术前一天开始,在鼻腔喷曲安奈德等激素类鼻喷雾剂,每日 2 次。

2. 术前谈话,让病人充分了解手术原理和术中关键步骤,充分认识目前能达到的治疗效果。

三、手术步骤

1. 麻醉　体位、消毒、铺巾如前面章节所述,中鼻道及总鼻道填塞浸有盐酸奥布卡因滴眼液和肾上腺素混合液(1∶1比例)的脑棉片。2% 利多卡因(含 1∶100 000 肾上腺素稀释液)分别做筛前神经、眶下神经阻滞麻醉。鼻内镜下抽出鼻腔之前填塞的有收缩作用的脑棉片,再用带牵引线的脑棉片做后鼻孔的预制填塞(脑棉片牵引线在鼻外固定),防止术中血、水流入咽部。

2. 手术操作　见图 7-2-1 ~ 图 7-2-3。

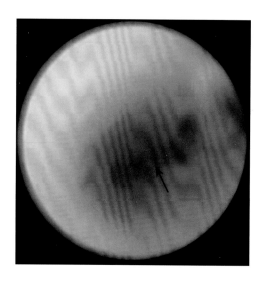

图 7-2-1　泪道环钻深入泪小管内腔
直视下用环钻钻除机化的瘢痕组织或絮状物,图中可见钻头表面缠绕机化组织(黑箭示微型环钻)

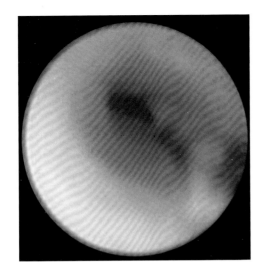

图 7-2-2 去除瘢痕组织
随着环钻的转动,表面缠绕的组织增多。当环钻表面缠绕组织很多时,回退泪道内镜,撤出泪道外,将环钻前端缠绕的瘢痕组织去除

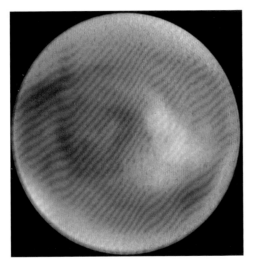

图 7-2-3 治疗后表现
泪道环钻治疗后可见机化组织全部从泪道内腔去除,并可见到黏膜充血的泪囊侧壁

四、术后处理

1. 手术后置管以支撑泪道阻塞处,防止粘连。

2. 使用表皮生长因子,辅助泪道黏膜修复。

3. 应用抗生素滴眼液,预防慢性泪囊炎。

五、注意事项

微型钻可以钻开和去除泪道内腔的机化物,但也可能同时损伤周围黏膜,手术时一定要严格掌握适应证,钻速可以从低到高逐渐递增,钻除过程中需根据情况撤除钻头并去除表面悬挂的机化物。注意以下情况:

1. 泪点撕裂 泪道内镜镜头的直径为 0.7mm 或 1.1mm,术前需要扩张泪点至足够大。扩张泪点时操作要轻柔、缓慢持续用力,避免泪点撕裂。

2. 泪道假道 在泪道内镜下进行治疗时尤其是环钻处理机化物时容易误伤黏膜皱襞,

时刻注意钻头方向和力度,防止误伤。

3. 泪道出血　内镜检查和治疗过程中可能损伤泪道造成出血,影响手术视野的清晰度,手术应尽量轻柔,保证清晰观察病变。

4. 泪道内镜　使用时需要注水以保持图像清晰,如果泪道黏膜的完整性在治疗过程中受到损害,水很容易渗透到周围组织造成眼睑的水肿,遇到这种情况应马上终止手术操作。

5. 鼻甲出血　泪道内镜下泪道疏通成形后,泪道置管和取管过程中可能损伤鼻黏膜。手术置管前先用麻黄碱收缩鼻黏膜血管,借助鼻内镜取管可以避免损伤鼻黏膜。

六、争议点与新认识

在内镜直视下应用环钻能够对阻塞部位进行有效治疗,可避免对正常组织的损伤及假道形成,对泪囊和其他部位的泪泵功能影响较小,是很值得推广的治疗措施。由于泪道狭长的解剖特点且泪道内镜的成像像素较低,图像容易模糊,术者要掌握内镜的成像特点及泪道解剖结构,才能完成"精准"治疗。

（肖彩雯）

第三节　泪道内镜激光治疗

激光治疗泪道阻塞的原理是通过激光使组织气化而将腔内阻塞物碳化,从而恢复泪道内部的通畅。泪道内镜下激光治疗与传统的泪道激光不同之处和优势在于,借助于泪道内镜可以直视下对阻塞部位进行准确治疗,对组织损伤小、避免了医源性损伤。

一、适应证

绝对适应证:泪小管及泪总管阻塞;泪道赘生物;泪囊鼻腔吻合术失败;鼻泪管阻塞。

相对适应证:泪小点闭锁;化学性泪道灼伤导致的泪道阻塞;眼眶外伤骨结构基本正常的鼻泪管阻塞;泪囊较小的鼻泪管阻塞;新生儿鼻泪管下端开口闭锁。

二、术前准备

1. 术前一天开始鼻腔喷用曲安奈德等激素类鼻喷雾剂,每日 4 次。

2. 术前谈话,让病人充分了解手术原理和术中关键步骤,减轻病人紧张情绪。

三、手术步骤

1. 麻醉　体位、消毒、铺巾如前面章节所述,中鼻道及总鼻道填塞浸有盐酸奥布卡因滴眼液和肾上腺素混合液(1∶1比例)的脑棉片。2% 利多卡因(含 1∶100 000 肾上腺素稀释液)分别做筛前神经、眶下神经阻滞麻醉。鼻内镜下抽出鼻腔之前填塞的有收缩作用的脑棉片,再用带牵引线脑棉片做后鼻孔的预制填塞(脑棉片牵引线在鼻外固定),防止术中血、水流入咽部。

2. 手术操作　见图 7-3-1 ~ 图 7-3-5。

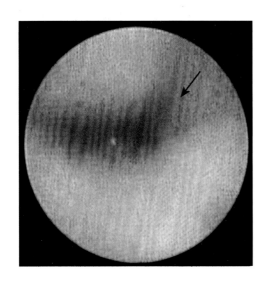

图 7-3-1　激光光纤
泪道激光光纤深入泪小管内腔,瞄准阻塞部位(图中黑箭所示黄色的为半导体 980 激光光纤)

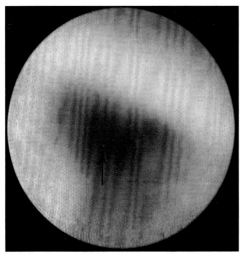

图 7-3-2　激光击射
泪道激光光纤的前端刚刚接触泪小管阻塞处,调整激光输出参数,脚踏控制开关进行击射,随着击射次数的增加,可以看到击射部位出现光纤直径大小的孔洞

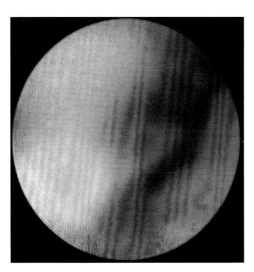

图 7-3-3　激光击射完成
激光击射结束后,退出光纤可以看到中间的腔隙形成,随着注水的水流出现舒缩运动

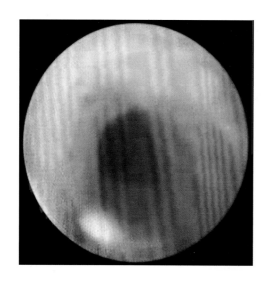

图 7-3-4　激光光斑
10 000 像素的内镜下观察泪道激光
形成的光斑

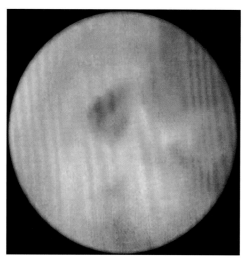

图 7-3-5　再次击射准备
近距离观察泪道激光击射阻塞部位
后,更换部位再进行瞄准,扩大疏通
范围

四、术后处理

激光治疗后泪道内植入表面涂抹妥布霉素地塞米松眼膏的硅胶软管,以期在支撑阻塞部位的同时达到抗炎和减轻黏膜水肿的作用。术后定期泪道冲洗,及时冲洗泪道壁上皮细胞分泌的分泌物。

五、注意事项

激光治疗泪道阻塞时一定要在直视下进行,防止误伤。不同程度的泪道阻塞,使用的激光能量不同,一般先从低能量开始击射;激光治疗前先检查导光纤维的头端是否整齐,光斑的大小,并进行及时修剪。

六、争议点与新认识

传统的泪道激光成形术是临床上常用的一种方法,手术时间短,操作简单,短期疗效好,但由于无法直视下判断泪道内部结构、阻塞程度,只能凭借经验和手感进行操作,在泪道内狭小的空腔很容易损伤侧壁,造成医源性损伤,引起更严重的机化和阻塞。采用泪道内镜直视下明确泪道内的病变,根据病变位置、性质、程度,适当选择激光能量,且能够避免对泪道黏膜的误伤或过度治疗,有效解除阻塞,可以提高疗效,降低再阻塞的发生率。但需要在严格掌握适应证的基础上,配合熟练的内镜操作技术才能获得良好的治疗效果。

(肖彩雯)

参 考 文 献

1. Fein W, Daykhovsky L, Papaioannou T, et al. Endoscopy of the Lacrimal Outflow System. Arch Ophthalmol, 1992, 110(12): 1748-1750.

2. Muellner K, Bodner E, Mannor G, et al. Endolacrimal laser assisted lacrimal surgery. British Journal of Ophthalmology, 2000, 84(1): 16-18.

3. 项楠, 胡维琨, 张虹, 等. 泪道内镜在泪道疾病诊治中的应用. 中华眼科杂志, 2008, 44(10): 943-945.

4. Haefliger IO, Piffaretti JM. Lacrimal drainage system endoscopic examination and surgery through the lacrimal punctum. Klinische Monatsbltter Für Augenheilkunde, 2001, 218(5): 384-387.

5. Ali MJ. Dacryoendoscopic Examination of the Lacrimal System [M] // Principles and Practice of Lacrimal Surgery. New Delhi: Springer India, 2015: 87-92.

6. Hofmann T, Lackner A, Muellner K, et al. Endolacrimal KTP laser-assisted dacryocystorhinostomy [J]. Arch Otolaryngol Head Neck Surg, 2003, 129(3): 329-332.

7. Kuchar A, Novak P, Fink M, et al. Recent developments in lacrimal duct endoscopy. Klinische Monatsblätter Für Augenheilkunde, 1997, 210(1): 23.

附录 治疗慢性泪囊炎的金标准：经内眦部皮肤入路的泪囊鼻腔吻合术

Toti 等(1904)最早报告了经内眦部皮肤入路的泪囊鼻腔吻合手术(dacryocystorhinostomy，DCR)的临床应用。技术改进包括：手术细节(骨窗、黏膜瓣的处理等)、器械(电刀、显微镜等)、材料(硅胶管、球囊)等。目前，DCR 的临床研究仍然以经内眦部皮肤入路的外路 DCR 作为疗效评判的金标准。以下对该手术进行介绍。

一、适应证

临床诊断为急性泪囊炎、慢性泪囊炎、外伤性泪囊炎、原发性鼻泪管阻塞和泪囊囊肿等。

以下情况选择手术时需慎重：①全身情况：感冒、正在应用抗凝血药、月经期、一些全身疾病、沟通障碍等；②局部情况：鼻炎、鼻甲肥大、鼻中隔偏曲、泪小管阻塞、泪道占位、外伤史、泪点外翻闭锁、泪道激光病史、小泪囊、夹层筛泡或泪骨肥厚等变异、鼻腔手术史等。

二、术前准备

术前谈话，让病人充分了解手术原理和术中关键步骤，减轻病人紧张情绪。评估全身情况。术前泪道冲洗、泪囊造影，明确阻塞部位及泪囊大小，内镜检查鼻腔情况。

三、手术步骤

1. 麻醉 体位、消毒、铺巾如前面章节所述。中鼻道及总鼻道填塞浸有盐酸奥布卡因滴眼液和肾上腺素混合液(1:1比例)的脑棉片。采用眼科球后针头，抽取2%利多卡因(含1:100 000 肾上腺素稀释液)，分别做筛前神经、眶下神经阻滞麻醉，以及切口皮下浸润麻醉。鼻内镜下抽出鼻腔已填塞的脑棉片，再用脑棉片填塞下鼻道并将脑棉片的牵引线固定于鼻孔附近的消毒巾上，防止血水流入口咽部。在中鼻甲根部及鼻丘部位，对鼻黏膜进行局部浸润麻醉。

2. 手术操作

(1) 经典方法：见附图1～附图14。

(2) 保留泪囊隔膜的方法：见附图15～附图20。其余步骤与经典方法相同。

之后，与经典方法相同，制作鼻黏膜瓣、泪囊瓣，分别缝合鼻黏膜和泪囊前、后瓣膜，接着缝合泪囊隔膜和骨膜(附图20)，最后分层缝合皮下组织和皮肤。

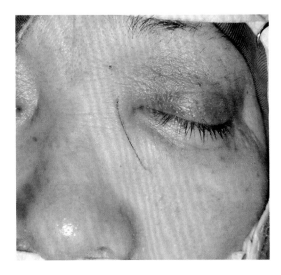

附图 1　定位切口

做内眦外 5mm、上 5mm，浅弧形 1.5cm 长切口

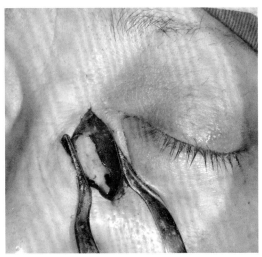

附图 2　暴露鼻骨

钝性分离，暴露泪前嵴之前的鼻骨，定位内眦韧带

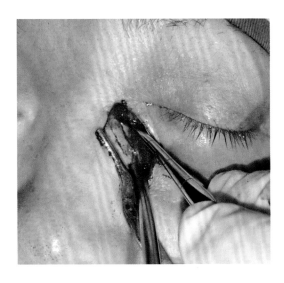

附图 3　暴露泪前嵴

钝性分离，暴露泪前嵴，以此为标志、采用剥离子暴露泪囊窝

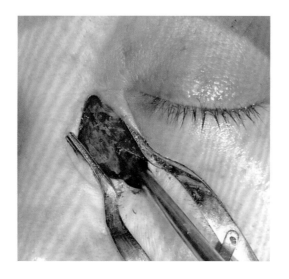

附图 4　制作骨窗后，暴露鼻黏膜
制作约 1.5cm×1.5cm 大小的骨窗

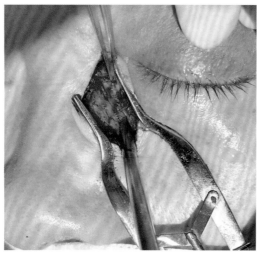

附图 5　暴露泪囊
制作骨窗后，见泪囊内侧部分，可采
用泪道探针定位泪囊，之后，在中部
偏下处沿泪囊长轴切开泪囊，形成
前、后瓣

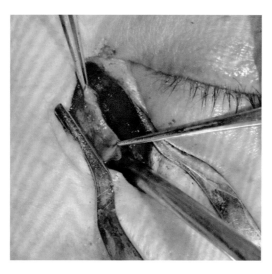

附图 6　制作鼻黏膜前瓣
"H"形切开鼻黏膜前、后瓣，图示前瓣

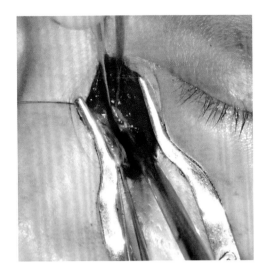

附图7 制作鼻黏膜后瓣
"H"形切开鼻黏膜前、后瓣,图示后瓣

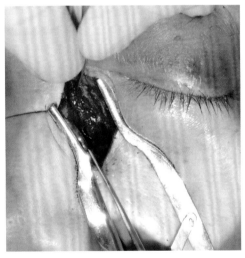

附图8 鼻黏膜后瓣、泪囊后瓣缝合
鼻黏膜后瓣与泪囊后瓣间断缝合2针,采用显微针持和6-0可吸收线,较容易操作

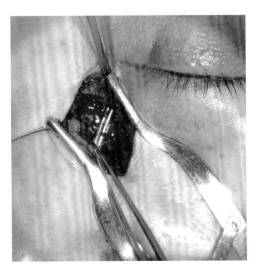

附图9 泪道置管
对于具有可能引起手术失败的高危因素的慢性泪囊炎(泪囊硬化、黏膜息肉或糜烂、术中出血多等),术中置入硅胶管,术后2个月内拔管

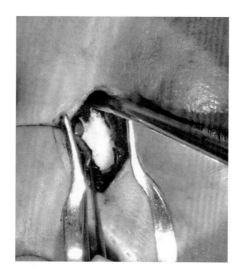

附图 10 填明胶海绵
适当填明胶海绵,止血、支撑前瓣。
术后7天冲洗泪道,明胶海绵在冲洗
之前多自行脱落,剩余部分在泪道冲
洗时清洗干净

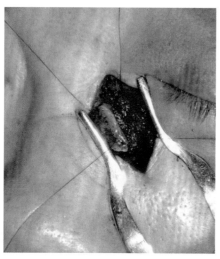

**附图 11 鼻黏膜前瓣、泪囊前瓣预置
缝线**
预置2对缝线,多采用6-0可吸收线

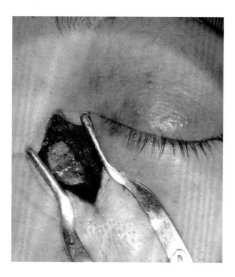

附图 12 鼻黏膜、泪囊前瓣缝合
缝线打结(力量适中,不紧不松),将
鼻黏膜与泪囊前瓣吻合

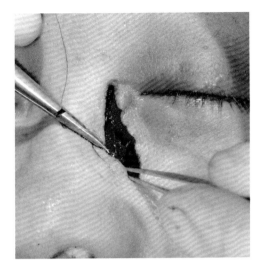

附图 13　间断缝合皮下组织
采用 6-0 可吸收线，间断缝合皮下组织，使皮下组织密闭对合

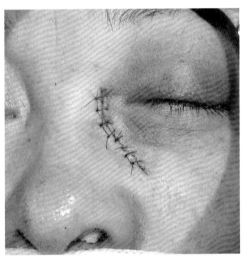

附图 14　间断缝合皮肤切口
采用 6-0 可吸收线，间断缝合皮肤切口

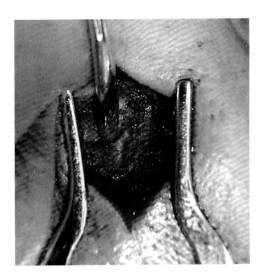

附图 15　定位
以泪前嵴为标志，定位泪囊隔膜和骨膜

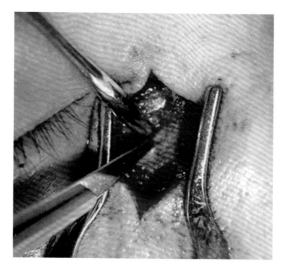

附图 16 切开
以泪前嵴为标志,切开泪囊隔膜和
骨膜

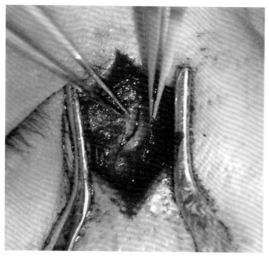

附图 17 泪囊隔膜和骨膜的前部
钝性分离,暴露泪前嵴,提起部分为
泪囊隔膜和骨膜的前部

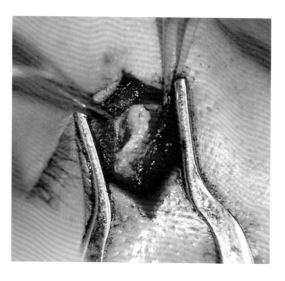

附图 18 泪囊隔膜和骨膜的前部
进一步钝性分离泪囊窝,暴露泪前
嵴,提起部分为泪囊隔膜和骨膜的
前部

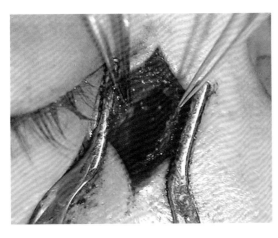

附图 19　制作骨窗
制作骨窗后，暴露泪囊隔膜和骨膜，
提起部分为泪囊隔膜和骨膜的前部

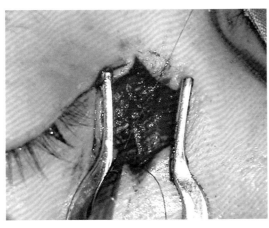

附图 20　泪囊隔膜和骨膜缝合
泪囊前瓣和鼻黏膜前瓣对位缝合后，
将泪囊隔膜和骨膜对位缝合

四、术后处理

因为有明胶海绵压贴在鼻黏膜和泪囊黏膜处，术后很少出血。泪囊内有明胶海绵的支撑，也不担心会塌陷和闭锁。术前和术后应用抗生素各一次，止血药视情况而定，术后第 14 天，门诊复查时冲洗泪道、鼻腔换药。点抗生素滴眼液 2 周。

五、注意事项

术前要评估病人泪囊的大小，怀疑小泪囊者在局麻生效后，再次行泪道探查，感觉泪小管和泪总管的情况，注水泪囊是否有充盈感。泪小管和泪总管有梗阻或部分粘连的病人，需要同时硅胶插管。骨窗尽量做大，填塞明胶海绵要在探针的引导下完成。术后预防感冒。

（秦　伟）

参 考 文 献

1. Hüttenbrink KB, Busse H. Decreasing recurrence after external lacrimal duct surgery (Toti operation) with silicone splint. Laryngorhinootologie, 1994, 73(4): 234-235.

2. Lee MJ, Khwarg SI, Kim IH, et al. Intraoperatively observed lacrimal obstructive features and surgical outcomes in external dacryocystorhinostomy. Korean J Ophthalmol, 2017, 31(5): 383-387.

3. Waly MA,Shalaby OE,Elbakary MA,et al. The cosmetic outcome of external dacryocystorhinostomy scar and factors affecting it. Indian J Ophthalmol,2016,64(4):261-265.

4. Rizvi SA,Saquib M,Maheshwari R,et al. Cosmetic evaluation of surgical scars after external dacryocystorhinostomy. Int J Ophthalmol. 2016,9(12):1745-1750.

5. Lefebvre DR,Dhar S,Lee I,et al. External dacryocystorhinostomy outcomes in patients with a history of dacryocystitis. Digit J Ophthalmol,2015,21(3):1-22.

6. Sharma HR,Sharma AK,Sharma R. Modified External Dacryocystorhinostomy in Primary Acquired Nasolacrimal Duct Obstruction. J Clin Diagn Res,2015,9(10):NC01-5.

7. Takahashi Y,Mito H,Kakizaki H. External dacryocystorhinostomy with or without double mucosal flap anastomosis:comparison of surgical outcomes. J Craniofac Surg,2015,26(4):1290-1293.

8. Kashkouli MB,Jamshidian-Tehrani M. Minimum incision no skin suture external dacryocystorhinostomy. Ophthal Plast Reconstr Surg,2014,30(5):405-409.

9. Rabina G,Golan S,Neudorfer M,et al. External dacryocystorhinostomy:characteristics and surgical outcomes in patients with and without previous dacryocystitis. J Ophthalmol. 2013,2013:287524.